腸がきれいになる元気食

100歳になっても美味しく食べたい！8つの食材が決め手

松生 恒夫
松生クリニック院長

便秘解消、体質改善…。
この食材、
この食べ方で、
快腸・長生き!

法研

はじめに

今や、100歳長寿はあたりまえになってきたようです。

私のクリニックでも100歳を超えた方が2人いましたが、2人とも少し物忘れがあったり、下肢の力が弱くなったということはありますが、お元気です。そして2人とも少量の降圧剤を服用する程度で、特に便秘などはなかったのです。食事では好き嫌いがあまりなく、いろいろな食材を少しずつとるような生活をしていました。この2人の方で特に気になったのは、フルーツが好きで好んで食べていることです。

ところで、私は消化器内科専門医として、「便秘外来」をおこない、さらには大腸内視鏡専門医として、のべ4万人以上の大腸内視鏡検査をおこなってきました。この大腸内視鏡検査を受ける方をみて実感したのは、便秘にならない方のほうが、長生きできるのではないかと思ったのです。しかし、なかなか実際のデータにお目にかかったことはなかったのですが、２０１０年、アメリカのＪ・Ｙ Ｃｈａｎｇ医師らによって、１９８８－９３年の間にミネソタ州に住む20歳以上だった人（３９９３名）の中で、慢性的な便秘がある人ない人を２００８年まで追跡調査したところ、慢性的な便秘なしと答えた人のほうが、明らかに生存率が高かったと報告されたのです。つまり、老廃物を排除して腸内環境を良好にしておいたほうが、さまざまな病気になりにくく、生存率も高いといえるのです。この結果は、私の大腸内視鏡検査を施行したときに感じていたことと一致したのです。そこでこの本では、腸の状態をよくする優等生である８つの食材をメインにして、それらを組み合わすなり積極的に摂取することで、腸の状態が改善し、長寿につなげられるということを念頭において書きました。

ぜひとも、この８つの食材をおいしく食べて、腸の状態を不快なく自然に健やかに保ち、元気な長寿を手に入れていただければ幸いです。

２０１８年12月

松生クリニック院長　松生恒夫

腸がきれいになる元気食●目　次

第2章

年齢とともに低下する腸のしくみ

第3章

食べて腸をよくする8つの食材

第4章 食べて腸をよくする組み合わせ

第5章 腸を温めてよくする方法

プロローグ

快腸をもたらす「8つの食材」とは?

腸は、消化・吸収・排泄という生命維持に欠かせない役割を担っています。さらに腸は、外敵から身を守る免疫機能にも重要な役割を果たしています。腸は生命活動の要であり、腸内環境を健やかに整えること、すなわち「快腸」こそが、健康長寿につながるということです。

では、何が腸を快適にするのかといえば、毎日の食事です。お腹によいと言われる食材は多々ありますが、本書では次の「8つの食材」に注目したいと思います。

①オリーブオイル（エキストラバージン・オリーブオイル）

オイル（油）というと、とりすぎると肥満や病気のもとになるのでは？……などといったネガティブなイメージがつきまといますが、ことエキストラバージン・オリーブオイル（以下EXV・オリーブオイル）は、数ある油脂類のなかでも、とくに〝カラダにいい油〟として注目されています。豊富に含まれるオレイン酸には優れた排便促進効果があり、腸の動きを活発にしてくれます。

②オリゴ糖

オリゴ糖には、小腸で吸収されてエネルギーになる消化性オリゴ糖と、小腸では吸収されず大腸まで届く難消化性オリゴ糖があり、腸によいのは後者です。難消化性オリゴ糖は、腸内細菌のバランスを整えることで、腸を元気にしてくれます。

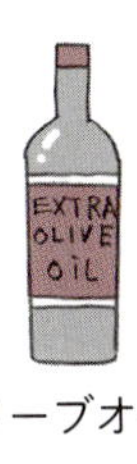

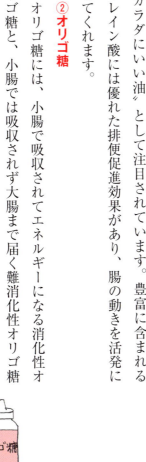

オリーブオイル

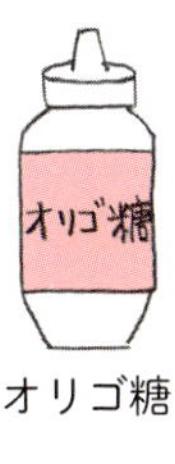

オリゴ糖

③ココア

ココアといえば、カカオに含まれるポリフェノールの健康効果が有名ですが、カカオにはリグニンという食物繊維も豊富に含まれています。ココアには、リグニンによる便通改善効果に加えて、便が臭わなくなるといううれしい効果も期待できます。

④ペパーミント

現代社会はストレス社会とも呼ばれ、ストレス性の下痢や便秘に悩む人も多いのでは？　そんな人にこそ是非おすすめしたいのが、ペパーミントです。ペパーミントの主成分であるメントールは、神経伝達物質に作用するため、ストレスと関係の深い「過敏性腸症候群」によく効きます。

⑤乳酸菌

乳酸菌には、動物性のものと植物性のものがあるということ

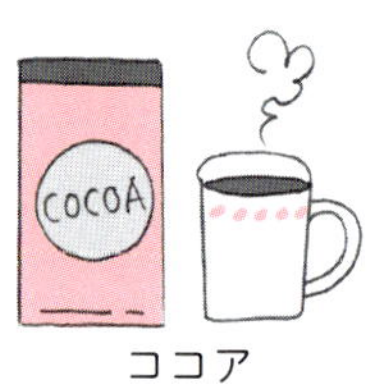

ココア

ペパーミント

をご存じでしたか？　本書でとくにおすすめするのは、漬け物や味噌、しょうゆなどに含まれる植物性乳酸菌です。植物性乳酸菌には、生きたまま大腸に辿り着くという特徴があり、腸内細菌のバランスを整えてくれます。

⑥もち麦（大麦）

もち麦は大麦の一種で、お米にもち米があるように、大麦にも「うるち麦」と「もち麦」があります。もち麦の特徴は、大麦β－グルカンという水溶性食物繊維を多く含んでいること。β－グルカンは、善玉菌を増やすことで腸内環境を整え、糖尿病や高血圧など生活習慣病の予防・改善にも役立ちます。

⑦キウイフルーツ

食物繊維を豊富に含む野菜や果物はたくさんありますが、キウイフルーツは食物繊維がただ豊富なだけではありません。不溶性食物繊維と水溶性食物繊維が理想的なバランスで含まれて

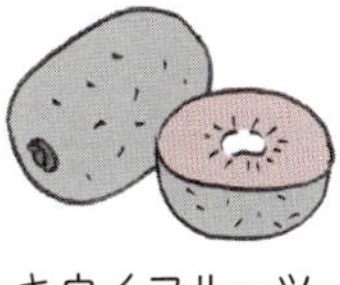

キウイフルーツ

もち麦

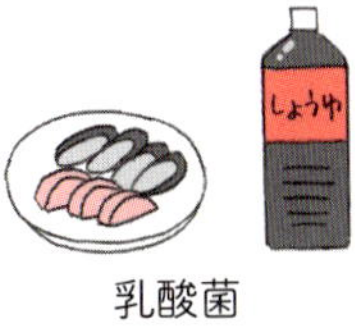

乳酸菌

いるのです。手軽に、おいしく、バランスよく食物繊維をとることができ、慢性の便秘や便秘による不快感を改善してくれます。

⑧バナナ

毎日のお通じのためにバナナを食べているという人も多いことでしょう。これは大正解です。バナナには、便をやわらかくして排便を促す作用があることがわかっています。さらに最近は、バナナを食べて腸内環境が整うと、皮膚の水分量が増えて、見た目の老化防止にも役立つことがわかってきました。

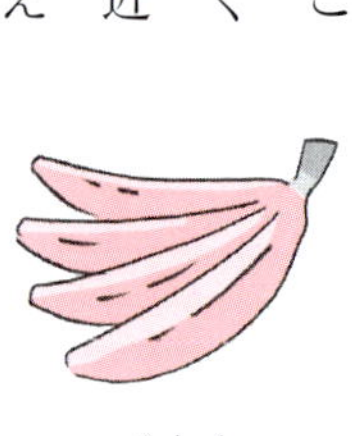

バナナ

さて、紹介した「8つの食材」は、どれも身近な食材ですので、すぐにでも快調のための〝元気食〟を始めることができます。できることなら100歳まで、おいしく食べて、元気に過ごしたいと思いませんか？「8つの食材」には、それを可能にするパワーが秘められています。どんなパワーなのか、第3章以降でくわしく紹介していきます。

第1章

高齢者に多すぎる服用薬。減量する方法

便秘を訴える高齢者が増えているのは、なぜ？

私のクリニックに来院する患者さんは、主に腸のトラブル（慢性便秘症など）をかかえて来院される方が多いのです。このような方は、他にも病気にかかっているケースが多く、お薬手帳を見せてもらうと合計10種類以上の薬を服用している方も少なくありません。こんな方の便秘に対して、なるべく薬剤を使わずに、食材などで排便状況を改善してあげたいものです。

特に高齢者になると、さまざまな病気を抱えながら便秘にも悩んでいる人が多くいるのです。

高齢者というと、以前は65歳以上を指しましたが、現在ではイメージとして、70歳以上の方が高齢者といわれるようになりつつあります。高齢者によくみられる病気は高血圧、心臓疾患、脳梗塞後遺症、脊椎管狭窄症《せきちゅうかんきょうさくしょう》等の整形外科的疾

表－1　便秘の人の割合

人口　1000人あたり

	1989	1992	1998	2001	2004	2007	2013	2016
男　性	13.7	13.0	18.6	19.8	20.4	24.0	26.0	24.5
女　性	39.2	35.5	46.7	51.2	49.0	52.1	48.7	45.7

「国民衛生の動向」及び「国民生活基礎調査」より制作

患、さらに精神的疾患です。排便状況が思わしくなくなった高齢者は、これらの病気の薬を服用しながら、便秘の薬も服用しなくてはならなくなってしまうのです。

私は、胃・大腸内視鏡検査を主体とする消化器内科医です。腸の不調ですぐ思いつくのが便秘と下痢です。しかし、どちらで悩んでいる人が多いかというと、表－１、表－２（次頁）を比べてみてわかるように圧倒的に便秘で悩んでいる人が多いのです。しかも、私のクリニックでおこなっている「便秘外来」を受診する人は、年々増加傾向にあります。その証拠の一つとして、表－１に提示するように、「国民衛生の動向」より調べてみますと、経年データを見ることでわかるように、便秘を訴える人が年々増加傾向を示しているのです。

「平成28年国民生活基礎調査」によれば、人口１０００人

表−2　下痢の人の割合

人口　1000人あたり

	1989	1992	1998	2001	2004	2007	2013	2016
男　性	14.0	13.0	15.5	19.8	18.2	20.9	19.8	18.2
女　性	9.5	9.3	11.7	14.6	13.6	16.5	15.8	14.8

「国民衛生の動向」及び「国民生活基礎調査」より制作

あたりにすると男性24・5人、女性45・7人となっています。20歳から50歳では女性が圧倒的に多いのが特徴（月経があるのでどうしても便秘になりやすい）で、便秘による女性のＱＯＬの低下が問題化しているのです。特に、習慣性の便秘には無理なダイエットのためか、食物繊維の摂取不足が大きく関与していると言われています。「平成26年国民健康・栄養調査」によれば、日本人の食物繊維摂取量は減少傾向にあり、２０１４年は成人女性が14・４ｇで、「２０１５年度日本人の食事摂取基準」の目標摂取量から３・６ｇの不足、成人男性が15・１ｇで４・９ｇの不足です。さらに水溶性食物繊維の成人での摂取量は３・５ｇから３・４ｇとほとんど変化はありませんが、不溶性食物繊維は11・６ｇから10・８ｇと減少量が大きく、特に女性の方がその減少量は顕著であり、不溶性食物繊維の不足が懸念されるのです。

また60歳以上では、男女ともに、年齢が上がるにつれて便秘を訴える人が増加するのです。この状況を考えた場合、近年の人口高齢化にともない便秘を訴える人は確実に増加することが予想され、高齢者のＱＯＬを著しく低下させる一因として危惧されています。

病気や服薬で二次的に起こる腸の不調・便秘とは

前述のように加齢とともにさまざまな病気にかかることが多くなってきます。

ここでは何らかの病気にかかることや、その服薬の影響で、二次的に起こる便秘について述べていきます。

二次的に便秘を起こす原因とその疾患には、おもに次のようなものが挙げられます。

①代謝ならびに内分泌疾患

糖尿病、甲状腺機能低下症、高カルシウム血症、汎下垂体機能低下症など

②神経原性疾患

末梢神経障害：自律神経障害、ヒルシュスプルング病など

中枢神経障害：脊髄損傷、多発性硬化症、パーキンソン病、脳梗塞後遺症など

③薬剤性

抗コリン剤、抗うつ剤、パーキンソン病治療薬、鉄剤、カルシウム拮抗薬、オピオイド系鎮痛剤、向精神薬の服用など

④機能性（腸）閉塞

良性・悪性腫瘍《しゅよう》、ヘルニア（脱腸）、炎症後狭窄《きょうさく》、術後狭窄など

⑤筋障害性疾患

アミロイドーシス、筋緊張性ジストロフィー、強皮症《きょうひしょう》、皮膚筋炎など

私のクリニックの「便秘外来」を訪れる、高齢者の慢性便秘症の人の中には、腹部の手術を受けた人が少なくないのです。最近の大腸がんの増加にともなって、大腸がんの手術を受けた人、あるいは過去の出産時に帝王切開の手術を受けた人、または子宮筋腫の手術を受けた人など、そのパターンはさまざまです。

手術後の排便異常は、さまざまな要因が絡み合い、複雑な病態を形成する場合があります。特に腸管癒着による便通異常（便秘）は、頻度も高く、腸閉塞に発展する場合もあるので注意を要します。腸管癒着は、腹部膨満感や腹痛をともない、排便により症状が軽減します。癒着によっては、腹部の膨隆《ぼうりゅう》やガスの著明な貯留を認めることもあるのです。このように腸管癒着を認める場合は、海藻類、こんにゃく、きのこ等の消化の悪い物を過剰摂取しないようにしなければなりません。

大腸がん等の切除による消化管吻合《ふんごう》術後の吻合部狭窄等にも注意が必要です。

狭窄が高度であっても、内視鏡で患部に到達することが可能であれば、内視鏡的バルーン拡張術を試みます。無効な場合やすぐに再発する場合には、外科的処置が適応となります。

他の薬剤の影響

高齢になるとさまざまな病気にかかることがあり、多数の薬剤を服用しているケースも少なくありません。便秘の原因となるような薬剤は意外と多いのです。

新しい薬剤を服用した後に便秘になった、または以前からあった便秘が悪化した時などは、まずは新しく増えた薬剤の作用

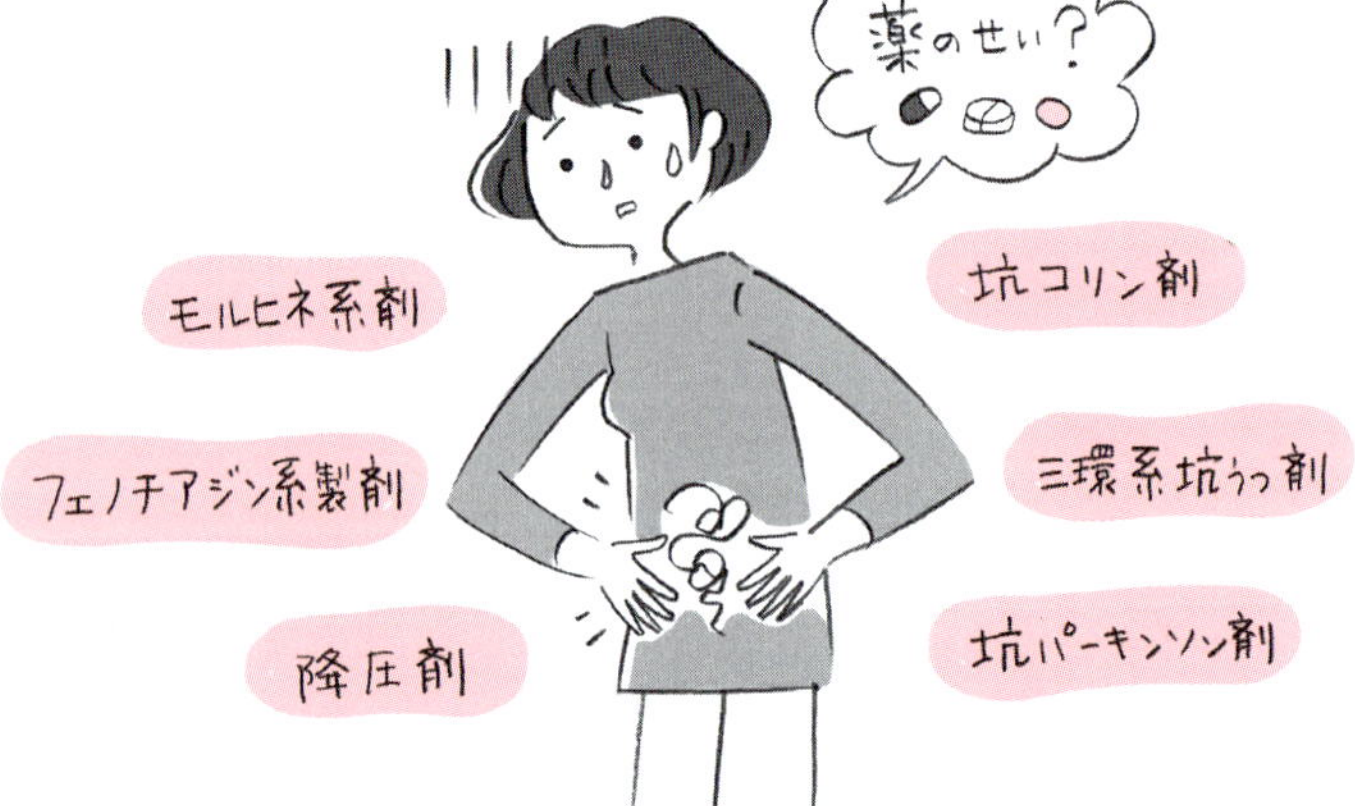

薬のせい？
モルヒネ系剤
フェノチアジン系製剤
降圧剤
抗コリン剤
三環系抗うつ剤
抗パーキンソン剤

ではないかと疑うべきなのです。病院で出された薬剤だけではなく、サプリメントや一般薬（ＯＴＣ薬）にも注意が必要です。

便秘を起こしやすい薬剤としては、抗コリン剤、三環系抗うつ剤、抗パーキンソン剤、モルヒネ製剤、フェノチアジン系製剤、降圧剤などです。ですから慢性便秘症の患者さんが服用している薬剤を一度チェックしてみることも重要です。私のクリニックの「便秘外来」に訪れる高齢者の便秘の方で、服用している薬剤で便秘の悪化（増悪《ぞうあく》）を疑わせるのは、抗うつ剤、抗パーキンソン剤が多いのです。

特に、精神科では、薬剤での治療が不可欠であり、抗精神病薬、抗うつ剤、抗パーキンソン剤などの向精神薬がよく処方されます。これらにはアセチルコリンの働きを抑制する抗コリン作用があるので、便秘の主因となります。この抗コリン作用が起こると、アセチルコリンで作動する神経は正常に機能しないことになり、その結果、便秘や口の渇きといった、抗コリン性の作用が現れるのです。特に、高齢者では便秘傾向が強くなることがあります。抗コリン作用は腸管の拡張を起こし、さらには患者の運動不足等も加わって、便の腸内滞留が助長されたり、腸管の緊張が低下するために、さらに腸管の拡張が続くといったような悪循環が続き、便秘が次第に増悪していくことになるのです。

このような患者さんには、まず食事療法として、①オリーブオイル、②水溶性食物繊維、③植物性乳酸菌などを摂ることからすすめています。その効果については後述します。

第2章

年齢とともに低下する腸のしくみ

腸機能を低下させるさまざまな問題

人生あきらめないで。これは高齢者にとっては大きな問題です。

お年寄りで、排便障害が長く続く慢性便秘症の患者さんの中には、残念なことに便秘を改善させようという意欲が減少したり、消失してしまう患者さんが少なくありません。〝どうせもう終わりだからいいや〟などという気持ちや、認知症の症状なども加わって、自覚症状があるにもかかわらず、あまり薬剤等も服用せず、気づいたら何日も排便がなく、家族に外来に連れて来られたりするのです。

これは、いちばん困ったタイプです。こうなると、3歳以下の子どもと同じなのです。このような場合は、家族が毎日排便状況をチェックして、可能であれば連日下剤を服用させて、排便を促すように注意すべきです。そうしないと、腹部の手術を受けたりすると腸閉塞になってしまうこともあるのです。

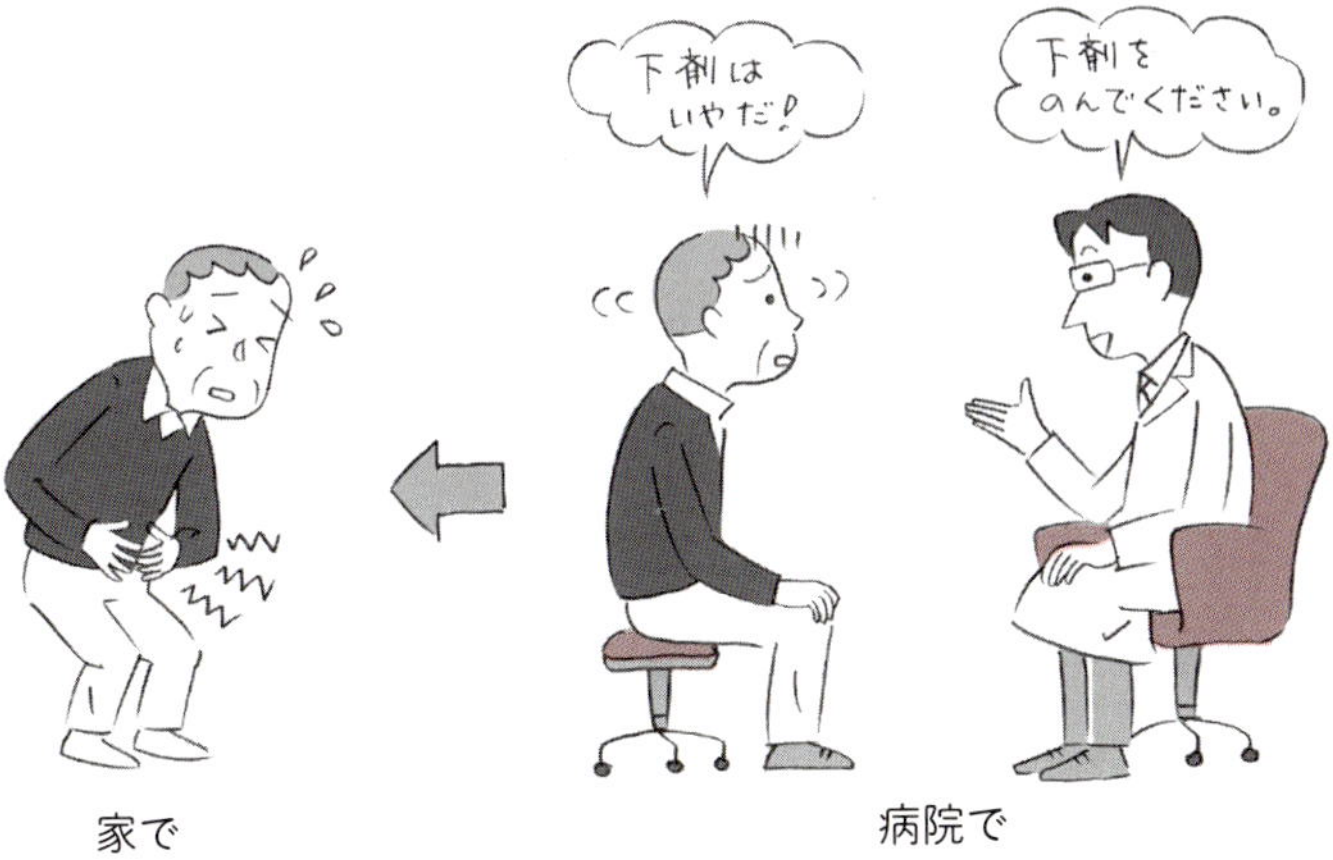
下剤を
のんでください。
下剤は
いやだ！
家で
病院で

高齢者の便秘に注意しよう

生への執着心

これは歳をとってみないとわからないことですが、80歳以上の高齢になってくると、誰もが、１分でも長く生きたいと思うようです。というのは、私の外来に来院する慢性便秘症の患者さんは、さまざまな病気をかかえ、さらに便秘という大敵と共存して生きているということになりますが、少しでも良くなりたいという意識から、毎日排便状況を事細かにチェックして、１日でも排便がないと辛いと言ってくる人が結構いるものです。

また便秘が辛いと一言いうだけで、あとはこちらの言うとおりに薬を飲み続ける人もいます。

特に男性は、20〜40歳代のころの調子が良かったことをイメージして、毎日排便がないと辛いと言ってくるのです。毎日排便がなくなる原因の一つとして、75歳以上になると、腸の弾力性が30％前後低下するとお話ししても、なかなか受け入れてくれない場合があるのです。とにかく、便秘のご本人たちにとっては、ある意味で毎日が必死なのです。

脳力低下は腸力低下

身体的な要因と精神的な要因は、便秘に対して相互に関与しています。特に高齢になればなるほど、いわゆる認知機能の低下、感情が制御できなくなったり（感情失禁）、生への執着心が薄れる等の障害が前面に出現するなどの脳力低下が、目立つようになってきます。さらに身体面、特に腸管運動の低下や、直腸・肛門機能などの低下を誘発するので、ますます排便力の低下を招くことになります。

脳力が低下してくると、排便へのこだわりが強くなり、ひどい場合には、毎日のように来院したり、電話での問い合わせを行なう患者さんさえいるのです。私のクリニックでは、「便秘外来」も行なっていますので、一応話をしたり診察したりしますが、忙しい場合、病院の消化器内科等では、下剤だけ投与されておしまいというケースが多いようです。このような患者さんには、ある程度具体的な食事療法や薬物療法などを通じて改善していただかないと納得が得られません。

認知症をともなうケース

認知症が出現しますと、軽度の場合、数日前の出来事を思い出せないという程度ですが、重症になると、全く記憶できないという方までさまざまです。一週間のうちに何日間排便があったかということが記憶できればよいのですが、覚えられないと困ったことになります。つまり最後に排便があったのは何日前なのかということがわからないと、放置していた場合、大変なことになってしまいます。

例えば、過去に下腹部の手術等をしていたりすると、腸内で便が貯留して、便の水分が腸内に再吸収されて硬便になり、その硬便が多量に貯留したりすると、腸閉塞の原因になったりするのです。ですから少しでも記憶の怪しい慢性便秘症の患者さんは、排便のあった日をカレンダーに記載しておくとよいのです。

結腸無力症のケース

慢性便秘症の最悪の状態が「結腸無力症」です。これは、便通を起こす刺激に大腸が反応しなくなることです。

確定診断をするのは、さまざまな検査が必要とされるのでなかなか困難ですが、臨床所見から見て、これは結腸無力症であろうと推測できる高齢者の慢性便秘症の患者さんは、少なからずいます。このような患者さんが外科を受診すると、手術を勧められるケースがあります。他の医療機関で結腸無力症と診断され、私のクリニックへ来院した患者さんのなかには、食事療法や薬物療法だけでは治療が困難で、外科への再受診となる場合もあるのです。

下剤依存症の増加

何をもって「下剤依存症」と診断するのかは難しいですが、1年以上、いわゆる下剤の常用量以上を毎日連用しているような慢性便秘症の人は、下剤依存症と呼んでもよいのではないでしょうか。となると、初診で便秘外来に来院する人のほとんどは、まずは下剤を常用量以上、もしくは数種類の下剤を連用している人が大半です。

このような下剤依存症の患者さんが初診で私のクリニックの「便秘外来」を受診した時、前医の治療内容や治療状況を問診で聞くと、多くの患者さんは、ただ単に下剤で排便ができればよいでしょうと言うだけか、もしくはそれに加えて食物繊維を多く摂りなさいと言うだけで、腸の機能を何とか元に戻していきましょうという話をした医師は、一人もいませんでした。

これが現実なのです。このような状況では、下剤依存症の人はますます増加の一途をたどる一方です。

腸のトラブルにかかわる病気

糖尿病

糖尿病では便秘はよく認められる症状の一つです。男性よりも女性に多く、便秘を促す薬剤（例えばカルシウム拮抗剤）の服用者では、頻度が増加します。この糖尿病にともなう便秘は、糖尿病による自律神経障害がある患者さんに相関して認められるのですが、根本原因は、未だよくわかっていません。

また、食事療法に取り組むことで、食事量が減少するということも一因となっていると考えられます。基本的治療法は、水溶性食物繊維（59頁参照）の含有量が多い食材や、ＥＸＶ・オリーブオイルを中心とした食事療法から始めるとよいのです。

無理な糖質オフは、便秘を引き起こすので注意が必要です。

アミロイドーシス

この病気は、頻度は少ないのですが、ときどき認められます。アミロイドーシスは、消化管をはじめ全身の臓器にアミロイドタンパクが沈着し、不調を引き起こす疾患です。アミロイドーシスでは、粘膜筋板、粘膜下層や固有筋層にアミロイドが沈着するため、消化管運動障害が起こります。下部消化管の沈着では便秘、腹部膨満感、腹痛などの自覚症状を認め、さらにはガスの貯留と腸管の拡張がみられることがあります。

甲状腺機能低下症

甲状腺機能低下症は、元気の源である甲状腺ホルモンの血中濃度が低下してしまいます。甲状腺ホルモンによって、各臓器の働きや細胞の代謝は維持されているのですが、甲状腺ホルモンの血中濃度が低下することでさまざまな体の不調が現れます。

腸の働きにおいては、腸管の役割である蠕動《ぜんどう》運動が低下することが大きな問題です。さらに甲状腺ホルモンの低下により腸管運動が低下することで、必要な栄養物質の吸収の妨げになることも指摘されています。

パーキンソン病

パーキンソン病患者の約20~80%に便秘がみられるといわれています。パーキンソン病の患者さんでは、腸管神経系の神経細胞に、レビー小体という異常なたんぱくが出現することが指摘されています。レビー小体ができることで、腸管の末梢自律神経の働きが悪くなり、便秘を引き起こすといわれています。便秘の程度は、パーキンソン病の重症度に比例するとされています。腸管運動の低下は、病気の初期から多くの患者さんに現れています。パーキンソン病の患者さんの平均大腸通過時間は、正常者に比較して約2倍に延長しているとの報告もあります。

大腸メラノーシス（大腸黒皮症）

大腸の粘膜にダメージを蓄積させることで色素が沈着し、真っ黒に近い色になる症状で、アロエ、センナ、大黄を含む生薬の下剤の服用が主な原因です。患部となる大腸の機能は全体的に低下してしまいますが、自覚症状がないのでやっかいです。

これらの症状があると、高齢者にさまざまな腸のトラブルを引き起こすことになります。いずれにしても、ご家庭でできる対応としては、排便をうながす水溶性食物繊維や、腸のすべりをよくするＥＸＶ・オリーブオイルを活用した食生活を意識することが基本になります。

ただし、とくに大腸がんの手術を受けた人、あるいは過去に帝王切開や子宮筋腫の手術を受けた人など、腹部の手術を受けた経験のある方は、食物繊維の摂り方にも注意が必要です。海藻類、こんにゃく、きのこなどの消化の悪いものは、腸管癒着の原因にもなりますので摂りすぎに気をつけ、水溶性食物繊維を多く含む食材の中でも消化のいい、キウイフルーツや柑橘系の果物などを意識して摂るようにしましょう。

高年齢ほど、腸の不調が増える

内科・胃腸科を標榜する私のクリニックでは、胃内視鏡検査や大腸内視鏡検査以外にも、便秘の人のための「便秘外来」をおこなっています。

便秘というと女性に多いイメージがありますが、毎日のように「便秘外来」で便秘の患者さんを診察していますと、70歳以降では男性の患者さんも増えてくる傾向が見られます。これは私のクリニックだけでなく、国の統計からも同様のことがいえます。

平成28年度（2016年）の国民生活基礎調査では、人口1000人あたり女性で45・7人、男性では24・5人が「便秘である」と回答しています。平成10年度（1998年）の同じ調査では、女性46・7人、男性18・6人だったので、特に男性に腸の不調に悩む人が増加していることがわかります（15頁参照）。

グラフ1 「便秘がある」と回答した人

（人口1000人あたり）

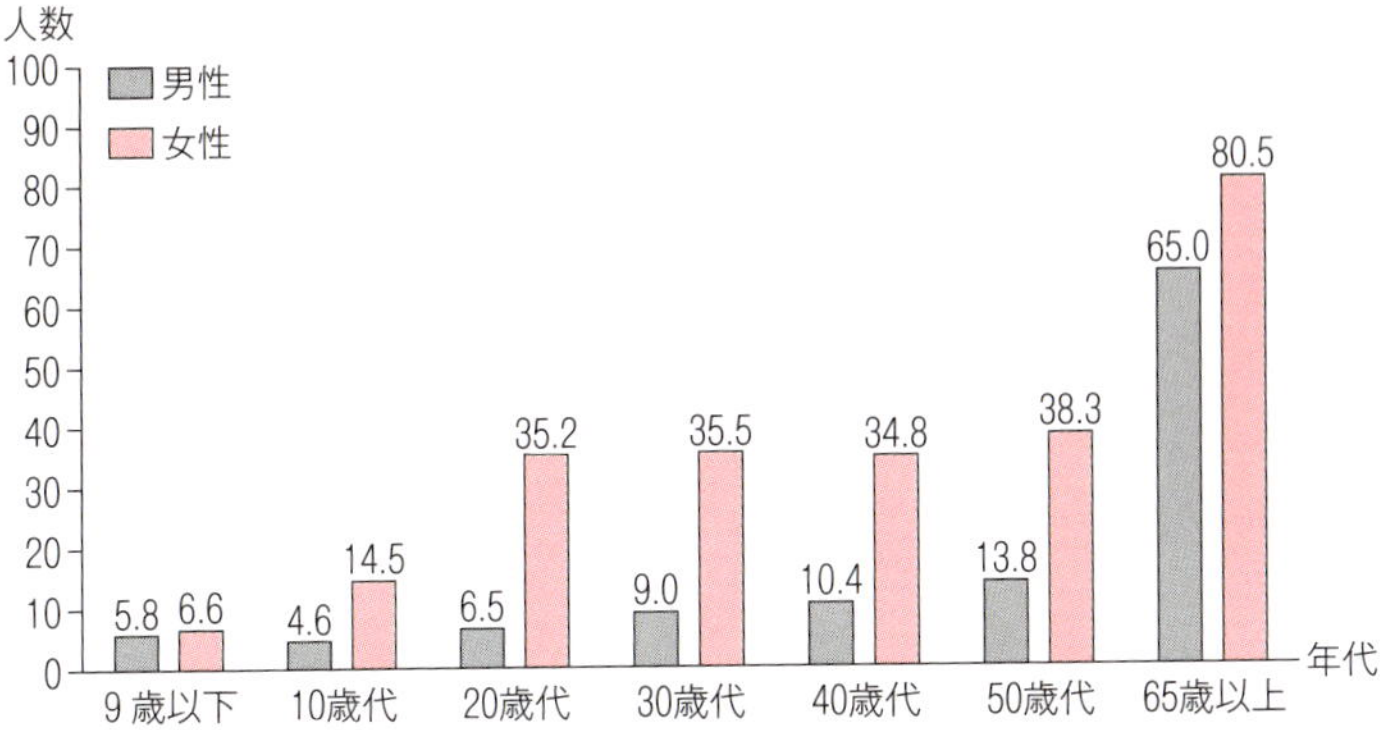

「平成28年年度国民生活基礎調査」より作成

さらに平成28年度のグラフを見てみると、便秘人口は20～50歳代は女性が圧倒的に多いのですが、65歳以降では、男女で大きな差はなく、全体として増加傾向を認めることがわかります（グラフ１）。

若い人と高齢者では腸の不調の原因が違う

また、同じ便秘の症状を訴えていても、若い人と高齢者とではその原因に大きな違いが見られます。

大きく分けると、若い人と高齢者では表－３（37頁）のような違いがあるのです。

これを見ていただければわかると思い

ますが、若年者の便秘は、無理なダイエットや欠食（多忙などによって食事を抜くなどして、体に必要な量の食事を摂っていないこと）などが原因のことが多いようです。

しかし、高齢者の便秘では、腸管機能や腸の蠕動《ぜんどう》運動といった、腸の働き自体が落ちていることが原因になっているケースが多くなります。

原因が違えば、対処法も変わってきます。日本人の間には、腸の不調というとヨーグルト、乳酸菌飲料がよく効くという認識が広まっています。もちろん、軽い便秘の場合は、若い人であればヨーグルト、乳酸菌飲料で改善することも十分期待できます。

しかし、加齢による腸の不調・便秘は、腸の機能そのものが落ちてしまっているので、ヨーグルトを摂取するだけでは、無理な場合があるのです。

腸の老化の代表的な自覚症状

高齢者はさまざまな機能が低下しているため、一般的な便意の症状に加え、他

表−3　若い人と高齢者の便秘の原因の差異

腸管機能	若年者	高齢者
腸管機能	正常〜低下	低下
蠕動運動	正常〜低下	低下
直腸反射(便意)	低下〜消失	低下〜消失
PMS(月経前緊張症)	有	無
食事摂取量(食物繊維摂取量)	正常〜低下	低下
ダイエット	有	無
運動量	正常〜低下	低下
食習慣	欠食有	欠食無
冷え	関係有(＋)	関係有(＋＋＋)
ストレス	有(＋)〜(＋＋＋)	有〜無
基礎疾患	無	有
下剤服用	無	有
開腹手術既往	無〜有	有
下剤依存度	軽〜高	中〜高
下剤依存症	有	無〜有

のいくつかの自覚症状も出現してきます。代表的な自覚症状として、次のようなことが認められることがあります（これらの症状のうち、いくつかは高齢者ではなくても認められるものです）。

①便が細くなる

食事の量が減少したり、柔らかいものを食べたりする傾向にあるため、食物繊維の摂取量が減少して起こる。

②便が硬くなる

腸の運動が低下して、ゆっくりと食物残渣《ざんさ》（便のもと）が腸の中を通過していく間に、水分がより吸収されることによって起こる。

③排便時間が長くなる

高齢になると腹筋が弱まるので、力むことが困難となり、便が一気に出せない状態となる。

④うまく排便できない

体力や筋力の低下のため、力んでも腹圧が上がらず、うまく排便できない。また、括約筋（肛門を引き締める筋肉）の低下でも起こってくることがある。

⑤残便感が生じる

直腸の動きが悪く、便がたまっているのに出せない。または、直腸の感覚に異常をきたし、便がないのに便があるように感じる。

⑥便意がない

直腸の感覚神経の低下、ならびにその感覚を受け取る中枢神経の働きが低下してくることで起こる。

⑦腹痛・腹部膨満感が生じる

便またはガスが貯留して、お腹が張ったり、ひどい腹痛の原因となったりすることがある。

以上のような症状をひとつでも自覚するようになったら、腸の老化が進んでいると考えられるので、早めの対処が必要です。

あなたの腸の老化度チェック

では腸の老化がどの程度進んでいるかの目安となる、腸機能のチェックテストをしてみましょう。

【診断】

・①～⑥のいずれか（あるいはいくつか）に当てはまる人→軽症

毎日とはいかなくても定期的に排便があるものの、腹部の膨満感などの腸の不快な症状があるのではないかと考えられます。この状態であれば、排便力を取り戻すことは比較的容易です。食事をはじめとした生活を見直して改善していきましょう。

・⑦～⑩のいずれか（あるいはいくつか）に当てはまる人→中程度の症状

腸機能のチェックテスト

- □ ① 下剤を服用しないと３～４日に１回しか排便できない
- □ ② 便がたえず硬い
- □ ③ 排便ができないでいると、お腹がどんどん張ってしまう
- □ ④ 日頃、体を動かしたり、歩いたりすることがあまりない
- □ ⑤ １日１～２回食である
- □ ⑥ 便意が起こっても我慢することがある
- □ ⑦ 下剤を使うようになってからまだ１年以内である
- □ ⑧ 自然な便意が起こらない
- □ ⑨ 下剤を使わないとまったく排便ができない
- □ ⑩ 下剤を使って排便するのは週に１回程度である
- □ ⑪ 下剤を使うようになってから１年以上５年未満である
- □ ⑫ お腹のガスが以前と比較して臭いと感じる
- □ ⑬ 下剤を毎日使っている
- □ ⑭ 下剤を飲む量が、常用薬より多い（連日でなくとも）
- □ ⑮ 下剤を飲む量が、常用薬より２倍以上多い
- □ ⑯ ピーク時に比べて体重が10kg以上減少している
- □ ⑰ 下剤を５年以上使い続けている

すでに自分では便が出にくくなり、困ったときに下剤に頼る生活をしているはずです。このタイプの人は、3～4日に1度、または週末のたびなどに下剤を服用して、まとめて排便をするという人も少なくありません。このままでは数年以内に下剤を連用するようになり、大腸メラノーシス（47頁参照）などの副作用が表れることがあります。

・⑪～⑭のいずれか（あるいはいくつか）に当てはまる人→重症

自然の便意が完全に失われ、放置しておくと1週間でも2週間でもまったく排便がない状態でしょう。下剤もすでに手放せなくなっているはずです。排便力を取り戻すためには時間も根気も必要になりますが、生活習慣の見直しと排便改善のリハビリテーションで排便力を取り戻すことは可能です。

・⑮～⑰のいずれか（あるいはいくつか）に当てはまる人→下剤依存症

下剤依存症が進行している状態です。すでに便秘やそれにまつわるトラブルで医療機関にかかっていると考えられます。また、大腸内視鏡検査を受けるとかなりの確率で大腸メラノーシス（32頁参照）が見つかるはずです。

以上のようなチェックリストで、まずは自分の腸の状態をチェックしてみてください。症状が重ければ重いほど早めに改善策を講じないと、下剤依存症が進んでしまう可能性が高いのです。

高齢になればなるほど、前述のように腸の機能は低下していきますので、腸の機能が完全に低下してしまう前に、食事療法などで腸管運動を補佐するようなものを摂っていくことが重要です。気づいたときから後述する腸管機能低下防止の食材選び（第3章）、組み合わせ方（第4章）、温める方法（第5章）を開始しましょう。

高齢者の便秘が身体・精神に与える影響

高齢者になると避けては通れないのが、身体機能と意欲の低下です。それまで難なく「できていたこと」が「できなくなってくる」ということ。そして、自分の役割の喪失感による精神的な気分の落ち込み等が挙げられます。

腸の元気度＝体と心の元気度

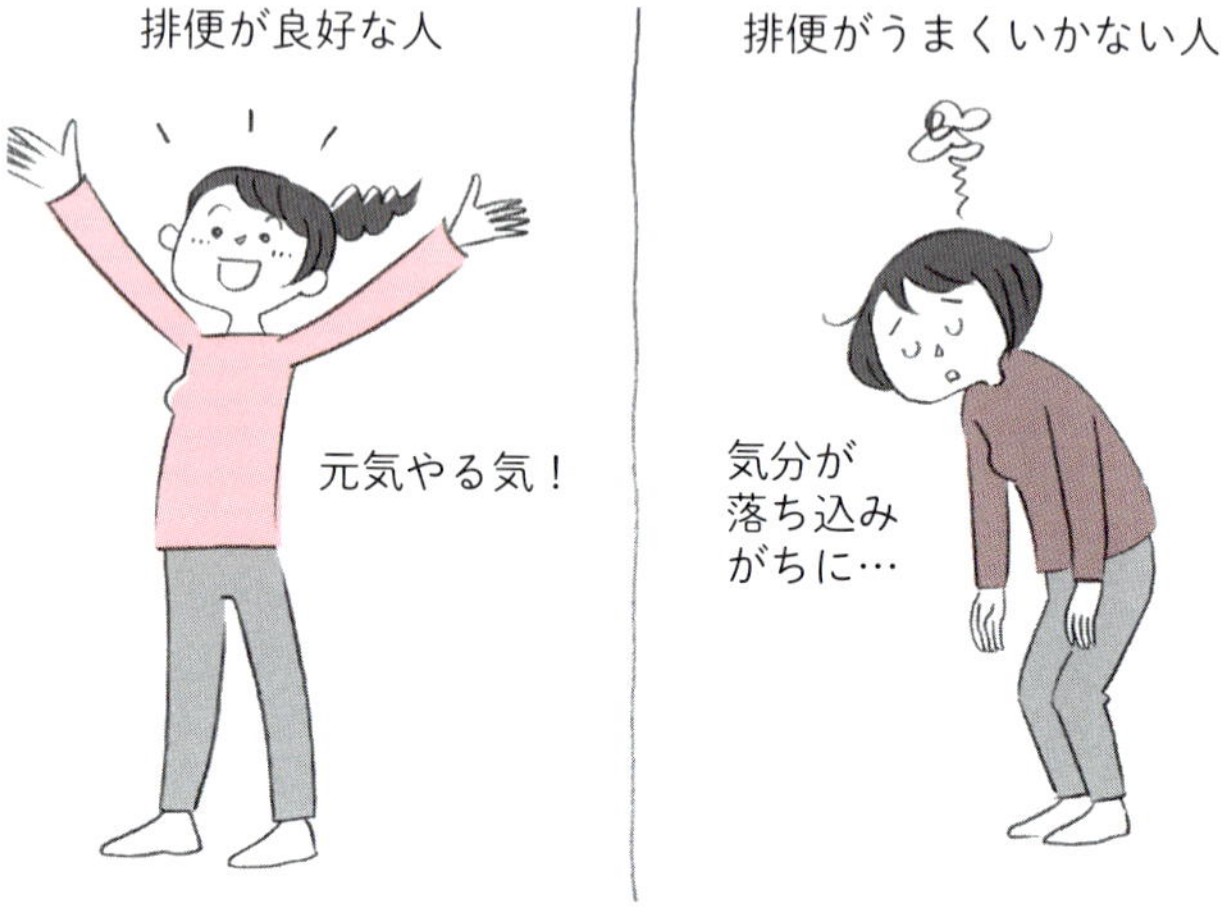
排便が良好な人
元気やる気！
排便がうまくいかない人
気分が
落ち込み
がちに…

これらのうち、どれかひとつでも自覚症状として出現してくると、腸の不調をもたらして、排便にも悪影響を与えることになってしまうのです。ただでさえ便秘気味なのに、精神的な落ち込みによってより排便ができないでいることで、悪循環が生じます。

日々、臨床の現場で高齢者の日常生活を見聞きしていると、少なからず機能低下は認められるものの、日常のＱＯＬ（生活の質）の低下を防ぐことはできることがわかります。

とくに便秘等の排便障害は、高齢者のうつ病を招きやすいのですが、排便が良好になると、精神面の活性化につながることもよくあります。それだけ高齢者にとって排便は、日常生活の中で大きなウエートを占めているのです。

したがって、排便コントロールを適切に行うことが重要です。

高齢者ケアの現場で行なわれる便秘対策

いわゆる高齢者ケアの現場でケアを受けている患者さんの中には、排便状況がよくない人が多くいます。何らかの障害を負っていて、活発な運動等を行なえていないことが少なくないからです。

このような患者を放っておくと、便が硬くなり、排便が非常に困難になることがあり、ひどい場合には浣腸でも排便できず、摘便《てきべん》（肛門から便を摘出する医療行為）が必要となることもあります。

さらに排便状況が不明で、何日も排便がなかったり、あるいはおなかの手術の既往があったりすると、腸閉塞になる危険性もあります。したがって、ある程度の日数（1～2日程度）で排便させるように仕向けることが、高齢者ケアの場合には必要となってくるのです。

便秘が大腸がんを引き起こす？

現時点では、便秘が直接の原因となって引き起こされる病気があるとは、医学的には言い切れません。しかし、しっかりと排便のコントロールを行なわないことが、病気を引き起こすリスク要因になることは十分にあり得ます。

とくに若い頃から便秘であったりすると、老廃物の定期的な排出が難しくなるためか、大腸がんの危険性が増加するという報告もあります。

というのは、大腸内視鏡検査で発見される大腸がんの部位を調べてみると、肛門から約30～40㎝のところ、つまり、便のたまりやすい直腸、S状結腸の部位が70％を占めます。大腸がんの原因はいまだ特定されていませんが、原因になりそうな老廃物を貯留させないようにするのが望ましいと考えられます。

下剤常用者に多い大腸メラノーシス（大腸黒皮症）

大腸メラノーシス（大腸黒皮症）は、センナ、大黄、アロエ等のアントラキノン系下剤を連日1年以上服用していると起こってきます（66頁参照）。

日本で販売されている医療用または一般薬の下剤の約70％は、アントラキノン系下剤か、あるいは一部にアントラキノン系を含有している薬剤です。

漢方なら生薬だから安心と思っている患者さんがいますが、これは大きな間違いです。便秘によいとされる漢方製剤の11種類中すべてにアントラキノン系の一種である大黄《だいおう》が含有されています。連日にわたって服用していると、知らないうちに大腸メラノーシスが出現してくることになるのです。

また、腸によいといわれるお茶やサプリメントにも気をつけなければなりません。というのも、お通じによいセンナの茎入りなどとして販売されていますが、じつは茎には葉の成分が付着しており、毎日摂取していると、アントラキノン系下剤を連用していることと同じになり、大腸メラノーシスが出現するようになってくるからです。センナ茶は、食品扱いになっていますが、以前、新聞紙上でも問題になったことがありました。

大腸メラノーシスになってしまうと、アントラキノン系の下剤を減量していくことが非常に困難になってしまいます。ですから最初の治療方法が重要なのです。

これは腸の老化を防ぎ、健康を維持するうえで、とても大きな問題なのです。

腸内環境を整えて、腸をきれいに保つ

腸という器官の仕事

腸を理解するためには、まず腸の構造や働きを知っておくことが必要です。腸の長さは7～9mで、広げるとテニスコート1面分もの面積になります。人体における腸の主だった役割は、①消化、②吸収、③排泄、④免疫の4つです。

腸は口から始まる消化管の最後尾に位置し、大別すると小腸と大腸に分類されます。小腸は、胃から近い順に、十二指腸、空腸、回腸に区別されます。その後、大腸として盲腸、上行結腸、横行結腸、下行結腸、S状結腸、直腸へと続くことになります。小腸の周りを下から上、右から左、上から下へと、ぐるっと取り囲むような形で大腸があるわけです。その内面は粘膜で覆われ、外側は平滑筋という筋肉で包まれています。

食物が流れるルートを確認しておきましょう。口から入った食物は、食道を通って胃に入ります。胃では胃液により消化されて粥状《じゅくじょう》になり、それから十二指腸に送られます。そこで胆汁《たんじゅう》や膵臓《すいぞう》の消化液などによってさらに消化・分解され、おもに回腸で栄養分が吸収されると、食物残渣は大腸に入ります。大腸では残った水分がさらに吸収されて、次第に固形の便になり、便が溜まってくると便意が起こって、肛門から排泄されます。つまり小腸は消化・吸収、大腸は水分の残りの吸収と排泄というのが大きな役割になります。

それとともに最近注目されているのが、腸の持つ免疫機能です。腸は人体最大

腸の構造図

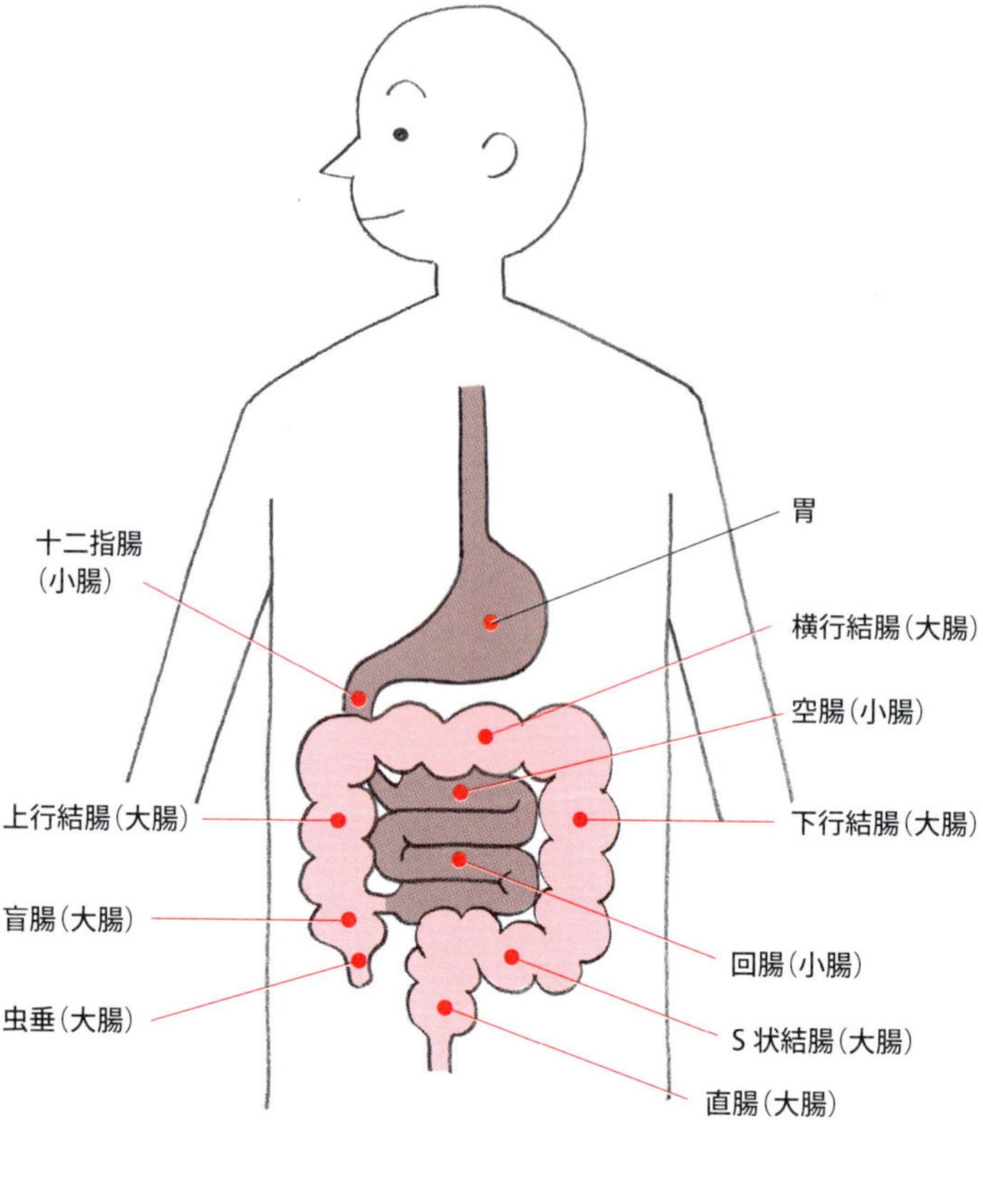
胃
十二指腸
(小腸)
横行結腸(大腸)
空腸(小腸)
上行結腸(大腸)
下行結腸(大腸)
盲腸(大腸)
回腸(小腸)
虫垂(大腸)
S 状結腸(大腸)
直腸(大腸)

の免疫器官ともいわれています。人体には病気にならないように自分の体を守る機能があり、これが免疫です。免疫の役割は、体内にある病気の原因を無害化して、健康を守ることにあります。体外から体内に侵入した細菌やウイルスなどの病原性微生物、細胞の突然変異によって発生したがん細胞などを攻撃して無力化し、病気の発症や体の不調を防ぐのです。

免疫の中心を担うものとしては、T細胞、B細胞、ナチュラルキラー細胞などからなるリンパ球が挙げられます。実はこのリンパ球の60％以上が腸管に存在しているのです。腸は口を通じて下界につながっており、食べ物や飲み物に加えて微生物などの細菌、ウイルスなども入り込む危険性があります。そこで腸の免疫機能が高くないと、下界から侵入する異物や病原性微生物に立ち向かえず、病気になりやすくなってしまうわけです。

そのうえ腸内には腸内細菌が存在し、その数は１００種類で１００兆個ともいわれます。腸内環境に及ぼす影響から大別すると、①善玉菌（乳酸菌、ビフィズス菌など）、②悪玉菌（ウェルシュ菌など）、③日和見菌《ひよりみ》（状況に応じて善玉菌になったり悪玉菌になったりする菌）に分類されます。それぞれのバランスは善玉菌20％、悪玉菌10％、日和見菌70％で、便秘などがなく腸内環境が良好であれば、腸内細菌のバランスもよくなり、それに応じて免疫力も高くなるといわれています。

また、腸管の粘膜には腸特有のリンパ組織があります。これは腸関連リンパ組織（ＧＡＬＴ）と呼ばれ、その容積は腸の25％にも及ぶとされています。なかでもその主役を担うのが、おもに回腸の腸管壁に存在するパイエル板という免疫器官です。このパイエル板に乳酸菌が作用

排便までの流れ

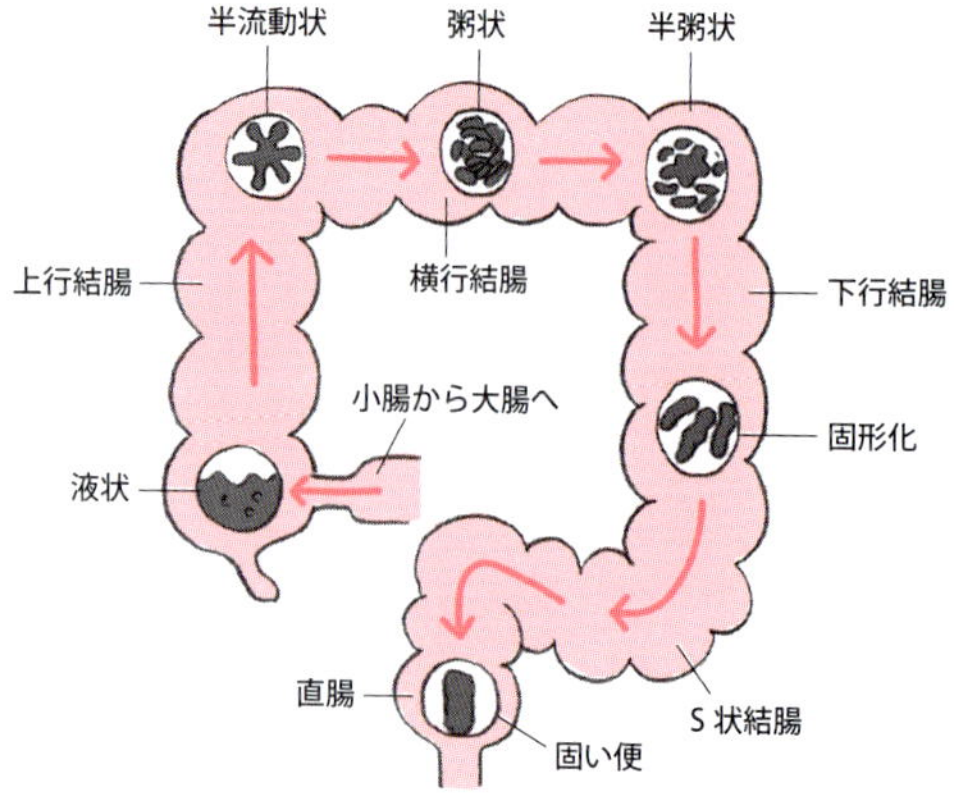

すると免疫機能が高まるといわれています。

「きれいな腸」の基礎構造

「きれいな腸」とは、どのような腸のことを指すのでしょうか。

食べ物から栄養分を消化・吸収（小腸）し、老廃物をきちんと排泄（大腸）し、大腸がんなどの病気を回避できる腸、これが「元気な腸」ということになります。

小腸と大腸では食べた物を運ぶために、分節運動（食物の残りを撹拌《かくはん》する運動）と蠕動運動（腸の内容物を肛門のほうへ送り出す運動）を行なっています。

「きれいな腸」の排便メカニズム

一般的には、胃と十二指腸、肝臓、胆嚢《たんのう》、膵臓《すいぞう》、小腸から分泌された消化液を含め、小腸において栄養分が吸収されます。回腸に達した液状の腸管内容物は、撹拌され、回盲部（小腸から大腸への移行部。回腸終末部・盲腸・虫垂などのこと）から横行結腸通過まで8～15時間かけて移送されます。この間に水分および電解質が吸収され、半液状から半固形物へと変化していくのです。横行結腸からS状結腸にかけての便の移送は「大蠕動《だいぜんどう》」と呼ばれます。

このように、大腸で水分のほとんどが吸収され、便が固形化されてS状結腸まで送られ、そこに溜められます。この溜まった便が排泄されるには、脳と胃、結腸、直腸、肛門が連動した排便運動が起こらなければなりません。

排便は、次の3つのステップから成り立っています。

第1段階では結腸全体に強い収縮運動が起こりますが、これが大蠕動です。この収縮運動は、便を結腸から直腸に押しやります。一連の大蠕動は1日に数回しか生じません。起こりやすいのは朝食後1時間以内で、通常10～30分しか持続しないのです。次に起こるには半日から1日後であり、この時間を逃すと便秘の原因となります。

第2段階は直腸に便が流入し、便意が起こります。脳からの信号である便意を催すことで、腹筋の持続的な収縮によって便を直腸に向けて前進させます。便が直腸に流入すると、直腸壁が信号を送り始め、下行結腸、S状結腸、直腸に弱い蠕動波を起こします。これに加え、直腸の神経末端が刺激されることで生じた信号が2つの経路に分かれ、一方は脳に伝わって便意を催し、もう一方が弱い蠕動波を増強します。これによって便を一気に肛門まで排出するほどの力強い運動を得るのです。

第3段階では蠕動波が肛門に近づき、内肛門括約筋が弛緩する一方で、恥骨直腸筋が反射的に緩み、直腸と肛門が一直線になります。そこで意識的に外肛門括約筋を弛緩させると排便されます。

以上のような排便のメカニズムを頭に入れておくと、排便障害がなぜ起こるのかを知るうえで手助けとなることでしょう。

「きれいな腸」の腸内環境についての復習

腸内の内側のひだの中には前述のとおり、約100種類、合計100兆個の細菌が存在するといわれています。腸内細菌のおもなものは、善玉菌（有益菌）、悪玉菌、そして日和見菌（クロストリジウム、フソバクテリア腸球菌、連鎖球菌など）です。これらの腸内細菌が腸内の環境を保っているのです。

善玉菌の一つであるラクトバチルス菌はビフィズス菌の一種で、ブドウ糖を分解して乳糖を産生します（つまりは乳酸菌の一種です）。このラクトバチルス菌が産生した乳酸で腸内の環境を酸性にすることで多くの病原菌の侵入を防ぎます。

現在では腸内に１００兆個以上の細菌がいるといわれていますが、１９７０年代初頭には、存在が知られていない腸内細菌が数多くありました。当時、一般的に腸内細菌は培養が難しく、検出されるのはせいぜい数千万個という単位だったのです。

大腸がんの死亡者が少なく、腸内環境がよかったとされる１９６０年代の日本人の実際の腸内環境と、現在悪化している日本人の腸内環境は、細菌学的には単純に比較できないといわれています。しかし、穀物や野菜の摂取量が多く、反対に肉類や乳製品の摂取が少なかった１９６２〜１９６３年頃は、腸内環境が現在よりもよかったことは間違いありません。

第3章

食べて腸をよくする8つの食材

腸がよろこぶ食物繊維を正しく摂るには、どうしたら良いか？

一度下剤等を服用しはじめると、その減量はなかなか順調にいきません。

１９９０年代、私は、胃・腸を主体とする内視鏡センター（横浜・松島クリニック）の勤務医でした。１９９０年代当初から１年間に１万２０００件超（現在では２万件超）もの大腸内視鏡検査を施行する施設でした。そこで、大腸内視鏡検査を施行しても、ポリープやがんなどの異常所見がないにもかかわらず、腹部膨満感等の自覚症状がとれない方が存在していました。そのような方に自覚症状改善のためにオリーブオイルや水溶性食物繊維の摂取をすすめたのが、そもそものきっかけなのです。そこで８つの食材の前に、まず食物繊維について述べていきます。

食物繊維も、摂り方次第で逆効果に

ヘルシーなイメージからか、女性に人気の野菜サラダ。よく「食物繊維を摂るために、サラダをたくさん食べるようにしている」という方がいらっしゃいます。

しかし、サラダによく入っているレタスやキャベツなどの葉物野菜は、大半が水分で、かなりの量を食べないと十分な食物繊維がとれません。コンビニの野菜サラダに含まれる食物繊維量を調べたら、２・４gしかありませんでした。

また、食物繊維はたしかに便通の改善に効果がありますが、だからといってたくさんとったほうがよいとは一概には言えません。摂取の仕方を間違えてしまうと、便秘がかえってひどくなることもあるのです。

食物繊維には、不溶性食物繊維と水溶性食物繊維があります。不溶性食物繊維を多く含む食品には、たとえば玄米やニンジン、レタス、干し柿などがあります。一方で、水溶性食物繊維は、コンブやワカメといった海藻類やミカン、桃などの熟した果物に多く含まれています。

不溶性食物繊維は、その名のとおり水に溶けにくく、腸内の水分を吸収してふくらみます。食物繊維が豊富そうだからとサラダばかり食べて水分が不足すると、便が硬くなったり、お腹が張ったりしてしまうのです。不溶性食物繊維と水溶性食物繊維は、どちらか一方だけでいいということではなくて、それぞれをバランスよく摂る必要があります。その理想のバランスは、２対１です。

[不溶性食物繊維と水溶性食物繊維の違い]

不溶性食物繊維	水に溶けにくく、腸内で水分を吸収してふくらむことで、便のカサを増やし、腸壁を刺激して腸の蠕動運動をうながす（水分が少ないと便がカチコチになり、便秘やお腹の張りを引き起こすことも）。
水溶性食物繊維	ヌルヌルした物質で、腸の中で水分と一緒になり、ドロリとしたゼリー状に変化する。このゼリー状の食物繊維が、消化の過程で生じた老廃物と有害物質など、からだに不要なものを吸着して、便として排泄する。

［食物繊維摂取の黄金バランス］
不溶性食物繊維：水溶性食物繊維＝2：1

ポリデキストロースの効果

最初に水溶性食物繊維の一種であるポリデキストロースについて述べていきます。慢性便秘症に対するポリデキストロースの効果について検討した結果をお示しします。

対象ならびに方法

1．対象
大腸内視鏡検査を施行し、大腸メラノーシスを認めた常習性便秘症23例（男性7例、女性16例、平均年齢65・7±10・7歳）を対象としました。

2．方法
全例にポリデキストロース7gを含有する飲料水（ファイブミニ®）を1日1

00㎖摂取させ、排便状況、便の性状、腹部症状、下剤服用状況等に関して、質問紙表（表-4）を用いて摂取前と摂取後30日間の状況を調査して検討しました。なお、毎日の食事に関しては通常の食事としています。

3．効果判定

効果判定は、摂取後の①便秘の改善、②排便回数、③便の性状（硬便等）、④その他の腹部症状に加えて、⑤下剤の服用状況の5項目によって行ないました。排便回数に関しては、全例が下剤を常用しているので、本研究においては排便回数の減少している症例とは、1日1回の排便が認められない症例としました。

結果

1．大腸メラノーシスをともなう常習性便秘症に対するポリデキストロースの効果

大腸メラノーシスをともなう常習性便秘症に対してポリデキストロースを30日間摂取させたところ、便秘（排便障害）が23例中13例（56・5％）、硬便が20例

表－4　質問紙表

1．排便回数

①毎日　②２日に１回

③１週間に（　　）回　④１週間に１回未満

2．便の性状

①適度な固さの便　②固めの便　③柔らかめの便

④水溶性下痢　⑤その他

3．排便状況

①快便　②やや快便　③ふつう

④やや便秘がち　⑤便秘

4．その他の腹部症状

①腹痛・腹部膨満感　②排便困難感　③その他

5．下剤服用の状況

①毎日　②２日に１回　③１週間に１回

④１ヵ月間に２～３回　⑤１ヵ月間に１回以下

注１）ポリデキストロース摂取前と30日間摂取後に上記質問内容で調査を行った。

注２）下剤服用の状況はポリデキストロース摂取前服用回数と、ポリデキストロース摂取30日後の下剤の服用回数とした。なお、服用量に関しては外来通院時に随時問診にて調査した。

表ー5　大腸メラノーシスをともなう常習性便秘症に対するポリデキストロースの効果

	有症状の例数	改善された例数	改善された比率(%)
便秘（排便障害）	23	14	56.5
硬便	20	17	85.0
排便回数	16	13	81.3

（1日1回以下）

中17例（85・0％）で改善しました。また、排便回数が1日1回以下に減少していた16例中13例（81・3％）で排便回数の増加を認めました。

2．大腸メラノーシスをともなう常習性便秘症例の下剤服用状況（服用種類および服用量）に対するポリデキストロースの効果（表ー5）

グラフ2に大腸メラノーシスを認める常習性便秘症例でのポリデキストロース摂取前と、摂取30日後の下剤の服用量を示しました。なお、ポリデキストロースを30日間摂取した後、下剤等の薬剤を常用していた23例中14例（60・9％）で薬剤の減量が可能となりました。

そこで、グラフ2に示す症例の中で、酸化マグネ

グラフ2　大腸メラノーシスを認める常習性便秘症に対するポリデキストロースの効果（酸化マグネシウム服用量に関して）

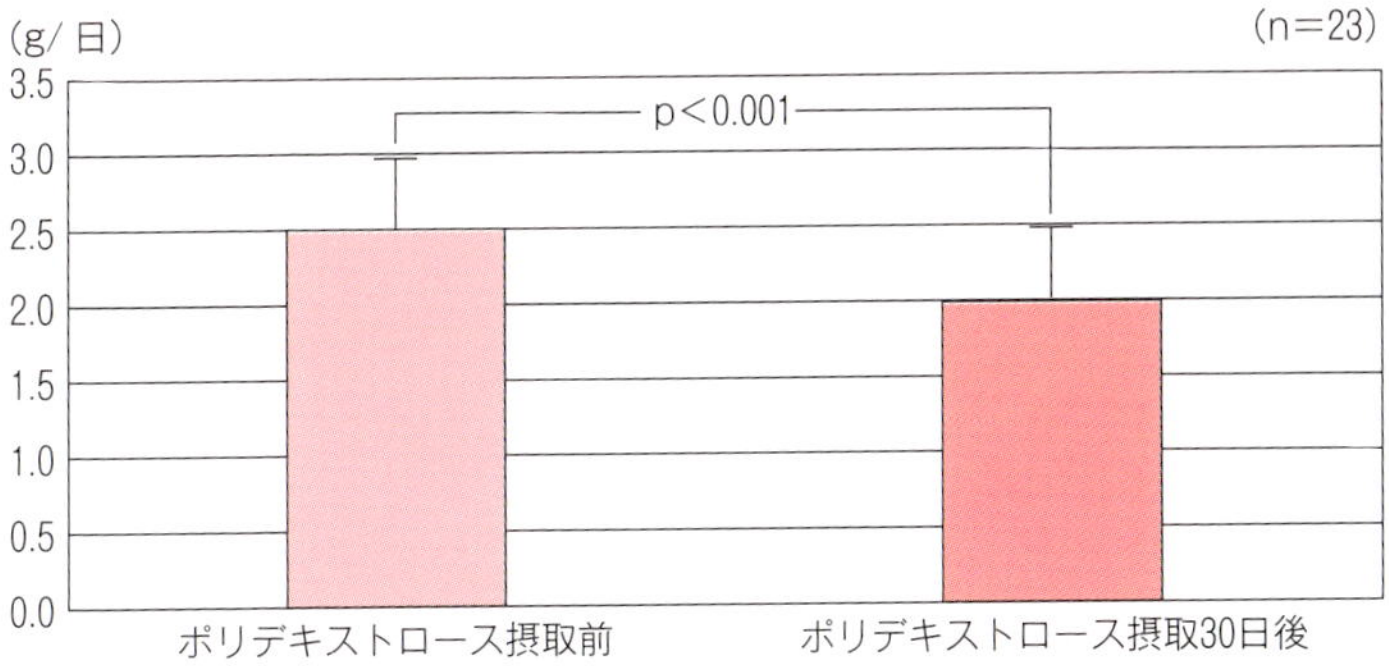

注）服用中の下剤（酸化マグネシウム）の量を指標として検討した。

シウムを服用している症例を対象とし、ポリデキストロース摂取前後の酸化マグネシウム服用量の変化を比較すると、ポリデキストロース摂取前には服用量は２・５±０・１ｇ／日であったのが、摂取後、２・０±０・７ｇ／日へと有意に減量されていました。

３．大腸メラノーシスをともなう常習性便秘症に対するポリデキストロースの改善効果について（表－６）

①便秘の有無、②排便回数、③便の性状、④その他の腹部症状、⑤下剤の服用状況の５項目の中で、１項目以上の改善

表—6　大腸メラノーシスをともなう常習性便秘症に対するポリデキストロースの改善効果

	例　数	（%）
有　効	20	87.0
無　効	3	13.0
計	23	100.0

注）有効例：便秘、排便回数、便の性状、その他の腹部症状、下剤等の薬物服用量の減量等の中で、ポリデキストロース摂取後、1項目以上改善が認められた症例。

が認められた症例を有効とすると、ポリデキストロースを30日間摂取した後には、大腸メラノーシスをともなう常習性便秘症23例中20例（87・0%）で有効と認められました。

大腸メラノーシスは、センナ、大黄、アロエ等の分解された物質により、メラニン様色素がマクロファージに貧食《どんしょく》されて大腸粘膜が淡褐色から黒褐色に変化してしまうものです。センナ、大黄、アロエ等のアントラキノン系下剤を長い期間服用することが原因とされています。さらに、アントラキノン系下剤の長期服用により発生する変化は粘膜に留まらず、腸管内の網状になった末梢神経にも至り、便秘の状態をさらに悪化させる可能性も指摘されているのです。

大腸メラノーシスをともなう常習性便秘症では、特に強い自覚症状は認めないものの、下剤を服用しないと排便が困難になることが知られています。今回の対象となった全大腸内視鏡検査で大腸メラノーシスを認める常習性便秘症例では、便秘（排便困難）、排便回数の減少や硬便等の自覚症状が多く認められました。

今回はポリデキストロース７ｇを30日間摂取させ、自他覚的所見、患者のＱＯＬ（生活の質）等について検討しました。

その結果、ポリデキストロースを30日間摂取後、便秘（排便障害）を認めた23例中13例（56・５％）に、また硬便を認めた20例中17例（85・０％）にそれぞれ改善が認められました。さらに、排便回数が１日１回以下であった16例中の13例（81・３％）で排便回数の増加が認められたのです。

以前より多量に下剤を服用している患者では、排便のコントロールが日常生活の中で大きな問題となっており、外出が困難になるなどＱＯＬを低下させる要因のひとつとなっていることも考えられます。今回の23症例はすべてが下剤を服用していましたが、そのうちの14例がポリデキストロース摂取後に、下剤の服用量を減らすことができました。また、下剤として酸化マグネシウムを服用している症例でも、ポリデキストロース摂取前後で下剤服用量の1日平均の変化をみると、摂取後には服用量を減量することができました。

さらにポリデキストロース摂取後には、下剤の減量を含め、便秘、排便回数、便の性状、その他の腹部症状など、何らかの項目で改善が認められた症例は、23例中20例（87・0％）でした。このような結果は、下剤服用量の減量およびQOLの向上につながる可能性を示唆しています。

このようにポリデキストロースを30日間摂取されたところ、有効例が87・0％にも認められました。ポリデキストロースを長期間摂取することが治療上有用である可能性がより高まったと考えています。

ポリデキストロースは食事摂取量が少ない高齢者におすすめ

ポリデキストロースについてのさらなる報告では、健常者に対して1日のポリデキストロース摂取量を８ｇ、12ｇの２群に分類して、28日間と比較的長期にわたって摂取させたところ、摂取量が12ｇ群ばかりでなく、８ｇ群においても摂取28日後には便重量が有意に増加するという結果があります。

このことは、長期間にわたってポリデキストロースを摂取したほうが、排便に関して改善効果が高まることを示しています。これは、私の検討結果と同様でした。私が対象とした患者さんは、大腸メラノーシスをともなう比較的重い常習性便秘症で、平均年齢は60歳以上であり、どの患者さんも20歳代のころと比較して食事の量が少ないと答えています。ポリデキストロースは１００㎖の水溶液に入った飲料水として市販されているので（ファイブミニⓇ）、今回の70歳代以上の症例でも、ほぼ連日摂取することができました。

高齢者の常習性便秘症は、腸管の機能障害以外にも、食事量の減少による食物繊維摂取量の減少が関与していると考えられ、今回の検討で、比較的高齢者の常習性便秘症の中にポリデキストロース７ｇ／日を連日30日間摂取することで、自覚症状の改善、ＱＯＬの改善、さらには服用下剤の減量にもつながる症例が確認できました。さらに、大腸メラノーシスを認める常習性便秘症では、ポリデキストロース摂取後の87・0%に有効性が認められ、臨床的にポリデキストロースが有用である可能性が示唆されたのです。

玄米菜食は必ずしも腸にいいとはいえない

近年、ブームが続いている自然食。特に「玄米菜食」は健康意識の高い女性に人気の高い食事法です。この玄米菜食を徹底した食事療法がマクロビオティックです。高血圧や糖尿病、メタボリックシンドローム、大腸がんなどの生活習慣病予防に有効であるとされています。

玄米菜食の食事療法には、マクロビオティック以外にもいろいろな流派がありますが、いずれも、肉・魚・卵・乳製品などの摂取を控え、全粒穀物や野菜を中心にした低脂肪の食事を摂ることが、共通する特徴といえるでしょう。

ただ、この理想的に見える食事法にしても、必ずしもよいことばかりではありません。場合によっては、大腸の状態を悪化させてしまうことがあるのです。

なかでも、慢性便秘で悩んでいる人は注意が必要です。特に症状がひどいときに実践してしまうと、お腹の状態はさらに悪化し、お腹の張りがひどくなったり、便が硬くなって排便障害が悪化することがあります。

これは、玄米などの全粒穀物や野菜（ゴボウ、ニンジン、カボチャ、タマネギ、ダイコン、レタスなど）を多く摂ることになるので、前項で説明した不溶性食物繊維の摂取量が多くなるからです。特に玄米は消化に悪いので、よく噛まないと未消化で大腸に行って滞留してしまうことがあります。

腸の状態を気にしながら玄米菜食を摂る

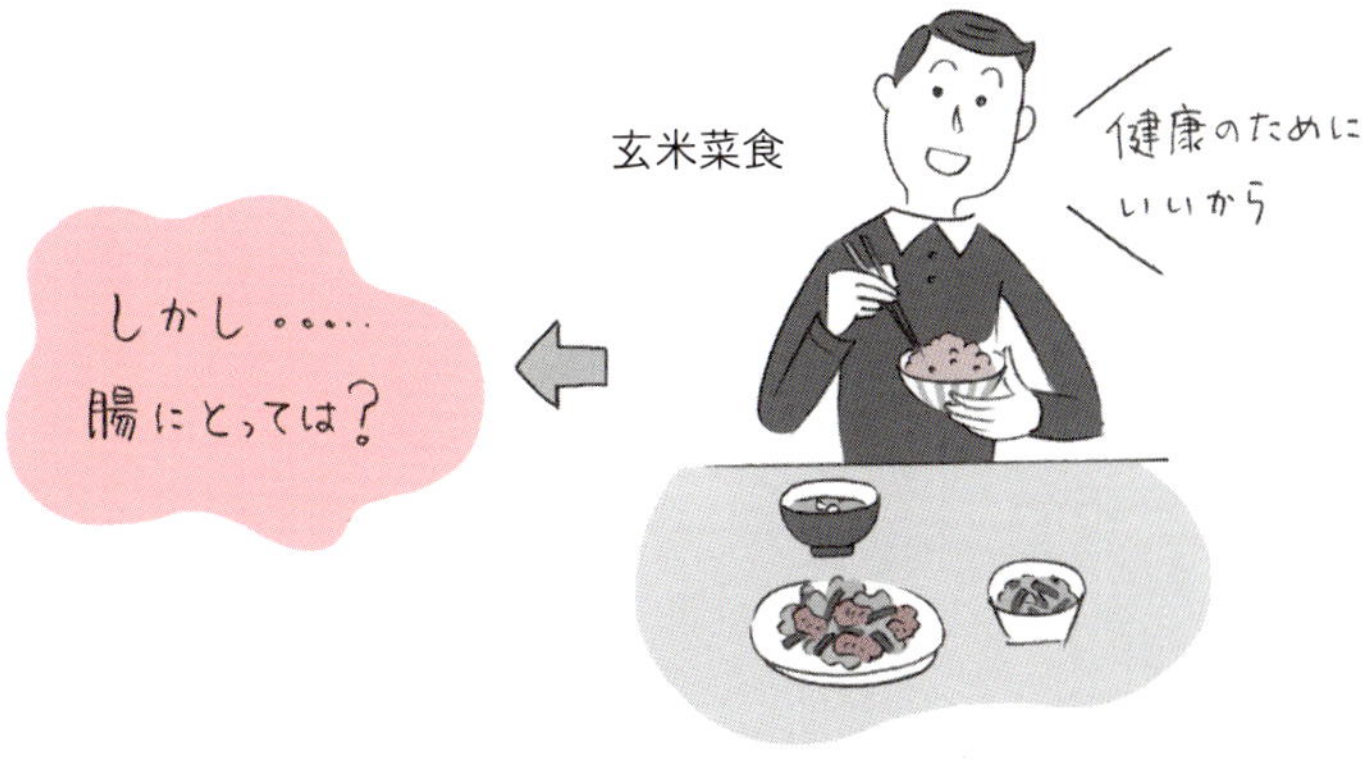
玄米菜食
健康のためにいいから
しかし……
腸にとっては？

不溶性食物繊維を摂る場合は、同時に水分を多めに摂るか、水に溶けやすい水溶性食物繊維（ミカンやキウイフルーツなどの果物、ナメコ、海藻類、オクラなど）を一緒に食べることが必要です。それを知らずに玄米菜食を続けていると、人によっては腸の状態が悪化してしまうのです。

実は胃腸に負担をかける玄米

私のクリニックに来院する慢性便秘の患者さんにも、玄米菜食を実践して症状が悪化してしまった方がいらっしゃいます。その方に大腸内視鏡検査を実施してみたところ、上行結腸に未消化の玄米が多数残っていたことがありました。

ぬかや胚芽を残した玄米は、栄養面ではとてもすぐれた食べ物ですが、よく噛まずに食べると消化に時間がかかり、悪くすれば未消化になることがあります。

大腸が健康な人なら問題なくても、慢性便秘の人や、胃腸が弱っている人、ストレスなどで腸のはたらきが鈍くなっている人が、白米と同じような感覚で玄米を食べると、消化できずに大腸の状態をさらに悪化させてしまうかもしれません。

玄米を食べるとお腹が張ってしまうという自覚のある方は、腸のはたらきが弱っている可能性が高いのです。腸の状態がよくなってから、少しずつ玄米を摂るようにしたほうがよいでしょう。特によく噛んで食べることが大切です。

糖質制限ダイエットはこんな危険もはらむ

糖質が含まれる食べ物（ごはんやパン、麺類などの主食やイモ類、果物など）の摂取を控える「糖質制限ダイエット」。肉類などのタンパク質や脂質、糖質の低いアルコールは摂取しても大丈夫、という気軽さから、根強い人気があります。

人のからだは糖質の摂取を減らすとエネルギー不足になり、脂肪を分解するなどして補おうとします。だから体脂肪が減り、体重も落ちるというのが、この糖質制限ダイエットのしくみです。

また糖質は血糖値を上昇させるはたらきがありますが、血糖値が上がるとそれを下げるホルモンであるインスリンが多く分泌され、余った糖を脂肪に変えて蓄えます。糖質を制限すれば、インスリンの分泌が抑えられ、太りにくくなります。

表ー7　炭水化物の分類

炭水化物	糖質 脳やからだを動かすエネルギー源血糖値を上げる	単糖類	果物やハチミツなどに含まれるブドウ糖や果糖など
		二糖類	砂糖に含まれるショ糖や牛乳に含まれる乳糖、麦芽糖など
		多糖類	穀類やイモ類に含まれるデンプン、オリゴ糖など
		人工甘味料	
	食物繊維 便通を促すはたらきや、血糖値を下げる作用がある	不溶性	野菜、穀類、豆類などに含まれるセルロース、ヘミセルロース、リグニンなど
		水溶性	果糖に多く含まれるペクチンや海藻に多く含まれるアルギン酸など

　では、糖質が多く含まれる食べ物は不要かというと、そう単純な話ではありません。糖質は、三大栄養素のひとつである炭水化物に含まれる成分です。炭水化物には、糖質以外に食物繊維も含まれます。糖質制限をするために炭水化物を減らしてしまうと、結果的に食物繊維も減らしてしまうのです。

　食物繊維は便通を助けてくれるうえ、食物繊維の中でも水溶性食物繊維はコレステロールを低下させる作用もあることがわかっています。

糖質を制限するとおのずと食物繊維の摂取量が減少し、排便障害を起こすなどの「腸ストレス」を招いてしまうのです。

以上、腸の活潑な活動に欠かせない食物繊維についてまず解説してきました。

ここから８つの食材の紹介に入ります。

1 オリーブオイルで排便を促進する

スーパーで気軽に買えて消化管を積極的に動かす油として、オリーブオイルが挙げられます。このように、消化管に効く食材を私は、「消化管作動性物質」と名づけました（拙著『腸は第二の脳』河出書房新社）。

では、なぜ腸の健康にとって、消化管作動性物質が重要なのでしょうか。これまでお話ししてきたように、大腸の病気にはいたらないまでも、便秘などの排便異常、あるいは残便感がある、お腹が張りやすいという人はたくさんいます。このような状態は、朝食を抜いたり、ストレスがたまったり、あるいは夜遅くまで仕事をするなど、ささいなことから起こります。しかし、放置しておいては将来、腸の深刻な病気につながる危険があり、また全身の健康や若々しさにも影響を及ぼします。そこで、食事によって腸を活発に動かそうというわけです。

消化管作動性物質の代表は、オレイン酸が豊かなオリーブオイルです。

オリーブオイルは、紀元前の昔から排便促進効果があることで知られていました。イタリアでは、現在でも子どもの便秘予防に、スプーン1杯のオリーブオイルを摂らせることがあるそうです。オリーブオイルが腸管を動かす秘密は、オリーブオイルに豊富に含有されているオレイン酸にあります。オレイン酸は、脂質のおもな成分である脂肪酸の一種です。オリーブオイル１００㎖中に含有される脂肪酸は97㎎ですが、このうちオレイン酸は75％、リノール酸は10・４％で、他の油と比較すると非常にオレイン酸が多いのです。

オリーブオイルの排便促進効果（消化管運動促進効果）を検証したのは、アメリカの生化学者マイケル・フィールドです。彼は、動物の空腸（小腸の一部）にオリーブオイルを投入し、比較対象として、ひまし油（こちらも昔から便秘に使われ、有効成分はリチノール酸といわれています）を流して、それぞれの油に含有される脂肪酸が食べ物の吸収を司る小腸でどのように動くかを比較しました。

実験の結果、短時間（30分）で見た場合、オレイン酸の方がリチノール酸よりも小腸の外に分泌されにくいことがわかりました。これはオレイン酸を多く含むオリーブオイルを比較的短時間に多く摂った場合、小腸で吸収されにくいことを証明しています。このことから、短時間のうちに、比較的多め（大さじ1〜2杯）のオリーブオイルを摂ると、それが小腸まで届き、そこで腸が刺激されてスムーズな排便を促してくれると考えられるのです。

ではここで、オリーブオイルの効果を、私が実施した調査をもとに検証してみましょう。下剤服用中の慢性便秘症の患者さんに、食事療法として、ＥＸＶ・オリーブオイル大さじ2杯（30㎖）を毎朝食時に2週間摂取してもらいました。そ

表－8　慢性便秘症に対するオリーブオイルの効果

	下剤離脱	下剤減量	不変
大腸メラノーシスを認める症例（n＝40）	0	40	0
大腸メラノーシスを認めない症例（n＝24）	1	22	1
合計（n＝64）	1	62	1

の結果、表－８に示すように、大腸メラノーシス（大腸黒皮症）をともなう慢性便秘症の患者さん40例では、下剤からの離脱こそできなかったものの、全例で下剤服用量が減量しました。さらに大腸メラノーシスをともなわない患者さん24例では、下剤からの離脱1例、下剤服用量の減量22例が認められました。このようにＥＸＶ・オリーブオイルを摂取した64例中63例で下剤の減量や離脱が認められたのです。また、特に硬便であった患者さんのケースでは、ふつうの硬さにまで改善されました。

ところで、オリーブオイルは脂質であるため、「摂りすぎは大腸がんのリスクを高めるのでは？」と疑問に感じる人もいるでしょう。ですが、前述したように、同じ脂質でも、大腸がんに悪い影響を及ぼすものと、そうでないものがあります。一般に油は酸化しやすいのですが、ＥＸＶ・オリーブオイルには、ポリフェノール、葉緑素、ビタミンＥ、オレイン酸などの抗酸化物質が豊富に含有されているため、酸化しにくいのです。こうした特性が、がんの予防に有効に働くことが示唆されてます。

動物実験では、ＥＸＶ・オリーブオイルに含まれるポリフェノールの一種が、大腸がんの発症に関与するとされている一次胆汁酸から二次胆汁酸が産生されるときに作られる活性酸素に対して、有効に作用するのではないかということが指摘されています。

ほかにも、他の油をオリーブオイルに置き換えた場合、オレイン酸によるＬＤＬコレステロール（悪玉コレステロール）値を低下させる作用や、ＨＤＬコレステロール（善玉コレステロール）値を維持または上昇させる作用などがあり、動脈硬化にも効果があるとされています。

なお、アメリカでは、日本の厚生労働省にあたる食品医薬品局（ＦＤＡ）が、毎日スプーン２杯のオリーブオイルを摂ることをすすめています。

オリーブオイルをドレッシングなどで直接口に入れる場合には、フレッシュなEXV・オリーブオイルがおすすめです。オリーブオイルには、熱処理など精製処理の加えられていないバージン・オリーブオイルと、精製処理した精製オリーブオイルがあります。EXV・オリーブオイルは、バージン・オリーブオイルのうち、もっとも品質の高いものです。

EXV・オリーブオイルは、オリーブの実を採取して搾った油です。実際、搾りたてのオリーブオイルを摂るとジュースのようなおいしさに感嘆するほどなのです。

おすすめはEXV・オリーブオイル！

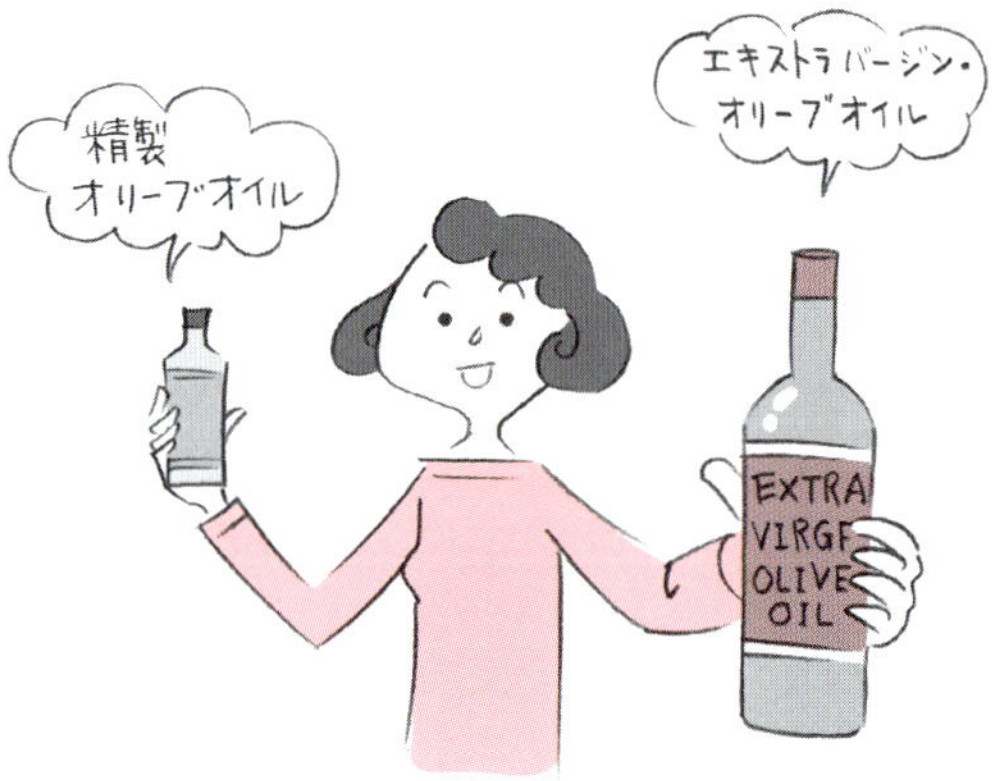

2 腸内善玉菌を活性化させるオリゴ糖

１９８９年に、「腸内細菌のバランスを変えることにより宿主に健康効果を示す生きた微生物」として、「プロバイオティクス」が定義されました。このプロバイオティクスの代表例が乳酸菌です。

これに対して、「プレバイオティクス」という考えも存在します。プレバイオティクスとは、ヒトの消化酵素には分解されずに大腸まで到達し、プロバイオティクスを腸管内で選択的に増殖活性化させる物質をさします。その代表例がオリゴ糖です。

オリゴ糖については、テレビＣＭなどから何となく腸によいというイメージを抱いている人は多いかもしれませんが、具体的なことはあまり知られていないと思います。オリゴ糖は、なぜ腸によいのでしょうか。

表－9　糖類の分類と種類

分類名	物質名
単糖類	キシロース、ブドウ糖（グルコース）、果糖（フルクトース）、ガラクトース、ソルホース
オリゴ糖	ショ糖（スクロース）、麦芽糖（マルトース）、乳糖（ラクトース）、パラチノース、マルトオリゴ糖、イソマルトオリゴ糖ラクチュロース、ラフィノース
多糖類	デンプン、デキストリン、セルロース、ヘミセルロースマンナン、キシラン

オリゴ糖とは、糖類の分類上の名称でOligosacharideが原語です。糖類は、表－9に示すように単糖類、オリゴ糖類（少糖類）、多糖類に分類されます。オリゴ糖は、グルコース、フルクトース、ガラクトースのような単糖類（炭水化物を分解したときに、これ以上分解できない最小単位）が2～20個結合したもので、その結合数（重合度）によって、二糖類、三糖類などといわれています。

自然界に見られるオリゴ糖としては、サトウキビやビート（てんさい）、大豆に含まれるショ糖やラフィノースなど、または乳中のラクトース、タマネギやゴボウ、ニンニクに含まれるフラクトオリゴ糖、蜂蜜中のパラチノースなどです。つまり、さまざまな穀類、豆類、野菜、果物などにオリゴ糖は含まれているのです。

またオリゴ糖は、現在では工業的に生産されているものも多くあります。このようなオリゴ糖を摂ると、腸内の善玉菌が増殖し、腸内環境がよくなるといわれています。

腸内フローラとオリゴ糖

オリゴ糖の効果としては、①難消化性（低エネルギー性）、②非う蝕性、③整腸作用、などが挙げられます。

まず、難消化性についてです。オリゴ糖類は、小腸など消化管において消化吸収されてエネルギーになる消化性オリゴ糖と、小腸では吸収されず大腸に到達する、いわゆる難消化性オリゴ糖に大別されます。このうち体にいいのは、あとで述べるように、難消化性オリゴ糖です。

次に非う蝕性とは、オリゴ糖は、他の糖分と違って虫歯になりにくい性質があるということです（虫歯のことをう歯といいます）。

３つ目の整腸作用ですが、難消化性オリゴ糖には、腸の健康を維持するうえで重要なビフィズス菌を増殖させる効果があるのです。

以下で、詳しく見ていくことにしましょう。

最近、腸内フローラ（腸内細菌叢）という言葉をよく耳にするようになりました。腸内フローラとは、ひと言でいえば、腸内に生息する細菌の集団のことです。ここでは善玉菌と悪玉菌が一緒に暮らしています。

この腸内フローラの菌の数は膨大で、なんと便1gあたり1000億個、ヒトの消化管全体で100兆個の菌が生息していることが判明しています。

中でも善玉菌のビフィズス菌は、乳児から老人まで、腸の健康を守るうえで重要な役割を果しています。その働きとしては、次のようなものが挙げられます。

①病原菌の感染防止
②腸内の腐敗抑制
③ビタミンの産生
④腸の運動を活発化して排便力をつける

⑤下痢の予防
⑥免疫力の向上
⑦発がん物質の分解

このように、どれも健康維持には欠かせないものばかりです。

さて、難消化性オリゴ糖は大腸に到達したのち腸内細菌によって発酵し、酢酸、プロピオン酸、酪酸などの短鎖脂肪酸となって吸収され、エネルギーになります。その時にビフィズス菌のエサとなりますが、悪玉菌にはほとんど利用されません。

こうして難消化性オリゴ糖は、ビフィズス菌を増殖させ、腸内フローラの細菌のバランスを改善するのです。

また、オリゴ糖には、腸の蠕動《ぜんどう》運動を促進し、腸管内を酸性に保つことで、肉類などのたんぱく質を多く摂取すると、増加する腐敗産物（悪臭の原因にもなるアンモニア、硫化物、スカトール、インドールなど）が腸内で生成されるのを抑え、排便力を高める効果があります。

最後につけ加えるなら、オリゴ糖の血糖値への影響が挙げられます。

消化性オリゴ糖類は、摂取後血糖値を上昇させることにつながりますが、難消化性オリゴ糖は消化酵素による消化を受けないので吸収されず、摂取後、血糖値はほとんど上昇しないのです。そのため、血中インスリンの濃度にもごくわずかしか影響を与えません。

オリゴ糖は本当に腸によいのか、薬は減らせるのか

私は、オリゴ糖が実際に便秘の患者さんにどのように作用するのかを調べるために、私のクリニックの便秘外来に通院中の慢性便秘症の患者さんの中で、酸化マグネシウムなどの下剤を服用している30人に対して、オリゴ糖の一種である乳糖果糖オリゴ糖（ラクトスクロース）を1日に7・2g、30日間続けて摂取してもらい、その効果を判定しました。

その結果、摂取前の期間と比較して、オリゴ糖を摂取した期間の下剤服用量および下剤使用回数は統計学的に有意差を認め、明らかに減少しました。

便秘になるとつらいので、ついつい下剤を常時使用している慢性便秘症の人は

意外に多く見受けられます。腸の機能そのものが低下しているために、下剤を服用しないと排便が困難な下剤依存症になっているのです。

また下剤の服用をためらって、１週間に１回だけ下剤を使用して、まとめて排便する人もいます。このような人は下剤を使用しないと、ふだんはまったく便意が起きてこないのです。

慢性便秘症の患者さんに、オリゴ糖を連日摂取していただいた結果、下剤の服用量や使用回数が明らかに減少しました。このことから、オリゴ糖による腸内環境を改善させる作用が有効に作用したものと考えられるのです。

ここで、オリゴ糖の一種であるラクトスクロースについてのデータがあるので紹介しておきます。ラクトスクロースは、牛乳にショ糖を加え、ブルガリアヨーグルト菌を培養して生成されるオリゴ糖（乳糖果糖オリゴ糖）です。

その特徴は難消化性です。オリゴ糖は糖質の一種なので、摂取すると血糖値が上昇するのではないかと心配する人がいますが、ラクトスクロースを口からとった場合、血糖値とインスリン濃度の変化を見ると、ほとんど上昇は認められません。つまりラクトスクロースは、食事を通してとっても、小腸で分解・吸収はされないと考えられ、血糖値を上げない糖質ということになるのです。

これは健常者のデータですが、男性8名にラクトスクロースを1日に3gで1週間、さらに1日に6gを1週間摂取してもらったところ、両方のケースでビフィズス菌の増加が認められ、逆に悪玉菌（ウェルシュ菌）が減少したそうです。

また腐敗産物も、ラクトスクロ

ラクトスクロースで腸内環境を整理

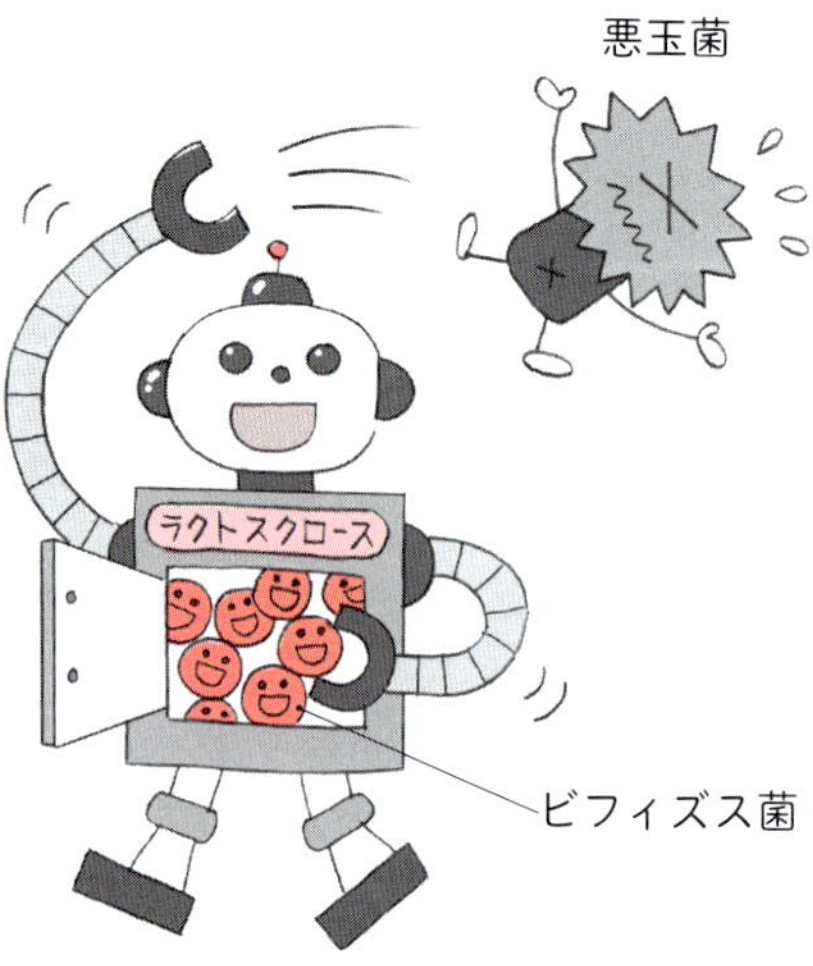

ース摂取期間中には低下することがわかっています。つまり、ラクトスクロースは、腸内環境にとってもよい作用を及ぼすオリゴ糖といえます。

このように、オリゴ糖は腸内フローラの改善に重要な糖質なのですが、炭水化物抜きダイエットをすることで不足することが考えられるのです。

3 コーヒー・お茶を飲むなら、ココアで便通を良くする

ココアが腸によいなんて誰もが考えないかもしれませんが、ココアはコーヒー、緑茶、紅茶などに比較して、通常摂取する飲み物のなかで唯一食物繊維が含有されています。そこで本当にココアが腸によいのかどうかを検討してみました。

「ココア」を用いたヒト介入試験を実施し、便通及び下剤減少効果を確認したの

でここにまとめたいと思います。

この試験は、論理基準に配慮しながら2016年に施行しました。

対象者は、20～60歳の健常な日本人男女を対象に、便秘の自覚症状のある者を募集し30名の応募がありました。その中から本試験の目的に合致すると判断された22名を試験対象者としました。

ここで使用した「森永ココア　カカオ70」について述べておきます。

■「森永ココア　カカオ70」

商品概要

●名称　調整ココア　●原材料名　ココア・パウダー（ココアバター20～22％）、砂糖、カカオマス、香料、乳化剤、甘味料（アスパルテーム・L－フェニルアラニン化合物）＊原材料の一部に乳製品を含む

●内容量　200g

・栄養成分表　1杯（20g）当たり

熱量	68kcal
たんぱく質	3.0g
脂質	2.5g
糖質	8.3g
食物繊維	4.3g
食塩相当量	0.001～0.034g
ポリフェノール	610mg

今回20～60歳の健常な男女で、重症便秘症の人を除いた便秘傾向（排便回数2～5回／週）の人を対象とし、ココアを2週間連続摂取した場合の便通及び下剤減少傾向について確認を行ないました。

便秘は大腸内に食事消化物が長時間留まる状態であり、腹部膨満感や腹痛の原因となるばかりではなく、動脈硬化や脂質蓄積などの生活習慣病とも大きくかかわっていると考えられています。日本内科学会、日本消化器病学会や国際消化器病学会では共通して、排便回数の低下が便秘の重要な指標の一つと考えられています。

ココアを摂取することにより便通及び下剤減少効果が認められた大きな理由として、ココアに含まれる豊富な食物繊維の効果が考えられています。ココアには特に不溶性食物繊維が豊富に含まれており、その中でも特にリグニンが特徴的であり、ココア中に10～16％ともっとも多く含まれています。ココアの便通及び下剤減少効果の双方に関与する成分がカカオ由来のリグニンであると考えられました。

ココアに特徴的に多く含まれているリグニンは、ココア含有不溶性食物繊維の約60％を占め、他の不溶性食物繊維であるセルロースやヘミセルロースに比較して消化管内での消化性が極めて低く、その約80％が便中に排泄されるのです。今回の被験食品であるココアのカカオリグニン量は1回分10ｇあたり約1・5ｇでした。したがって約1・2gのリグニンが消化されず便中に残り、周囲の水分を吸収・膨潤することで便が嵩増《かさま》しされ、便通改善につながったと考えられます。

結果

マグネシウム製剤内服中の20～60歳までの便秘症患者に対し、ココアを摂取していただいた結果、一日のマグネシウム製剤服用量がココア摂取後に有意に減少しました。

「森永ココア　カカオ70」を用いたココアを飲むことで、マグネシウムを服用していた慢性便秘症の患者さんのマグネシウム製剤服用量が減量できることが確認できました。さらに、一部の人で硬便から通常便に移行した人も存在しましたが、硬便が残る人も存在しました。私は以前から食物繊維の中で水溶性食物繊維の摂取量を増量することが、硬便の改善、マグネシウム製剤服用量の減量につながることを指摘していました（「日本食物繊維学会誌」２００１年）。

グラフ3　慢性便秘性患者に対するココアの効果

（一日当たりの酸化マグネシウム使用量）

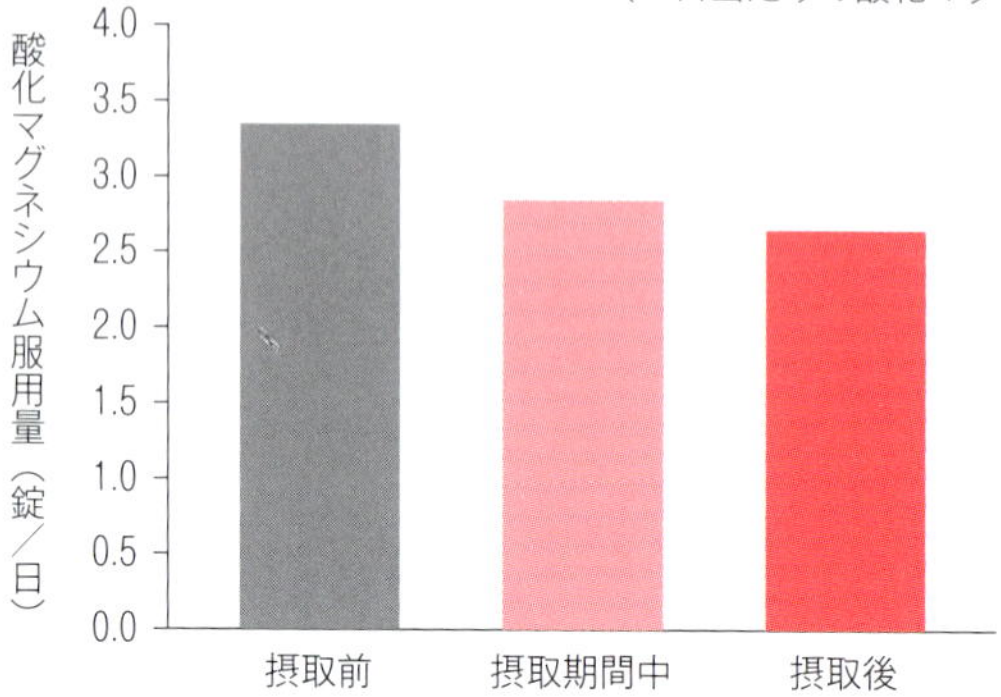

２０１７年には、金沢大学の杉山和久らが「カカオ由来リグニンによる便通及び便臭改善の検証試験―無作為化二重盲検クロスオーバー試験―」という論文の中で、カカオに含有されるリグニンが排便促進効果に有効であると報告しています。

また論文によれば、排便回数と排便量の改善に加えて、便臭の元になるアンモニアについて、ココアを摂取することによって糞便中のアンモニア濃度が減少することが確認されていますので、便臭に悩まされる人にとっても、ココアは有用と考えられました。

ココアミントティー

私の専門は、胃・大腸内視鏡検査を主体とする消化器内科です。私のクリニックで行っている「便秘外来」には、お腹の調子が悪い、お腹が張る、下剤を服用しないと排便できない（下剤依存症）、といった症状を訴える患者さんが連日来院されます。

なかには、下剤を服用しない状態で毎日排便はあるもののお腹が張ってしまう、いわゆる「停滞腸」の方も目立って多くなってきています。停滞腸とは、私の造語で腸の運動が比較的低下した状態を指します。そんな人たちにおすすめしたいのがココアミントティーです。

作り方は簡単です。

まずはペパーミントのティーバッグで３００ccのお湯でミントティーを作ります。そこにココア・パウダーを小さじ２杯（約５g）入れ、最後にオリゴ糖を小さじ２～３杯入れるだけで出来上がりです。

温かいまま飲んでもおいしいですし、冷蔵庫に入れて冷やし、最後に氷を入れてきりりと冷やして飲んでもおいしいのです。

その味と香りで気分が落ち着き、頭がすっきりするだけではなく、胃と、そしてお腹が張っているようなときにはお腹まですっきりしてくるのです。

これはなぜでしょうか。

ココア・パウダー5gには、たんぱく質1・0g、脂質1・2g、糖質0・8g、食物繊維1・3g、ナトリウム12～28㎎が含まれています。特に意外に思われるかもしれませんが、ココア・パウダーには食物繊維が比較的多く含まれているのです。また、甘味料であるオリゴ糖

ココアミントティーのつくり方

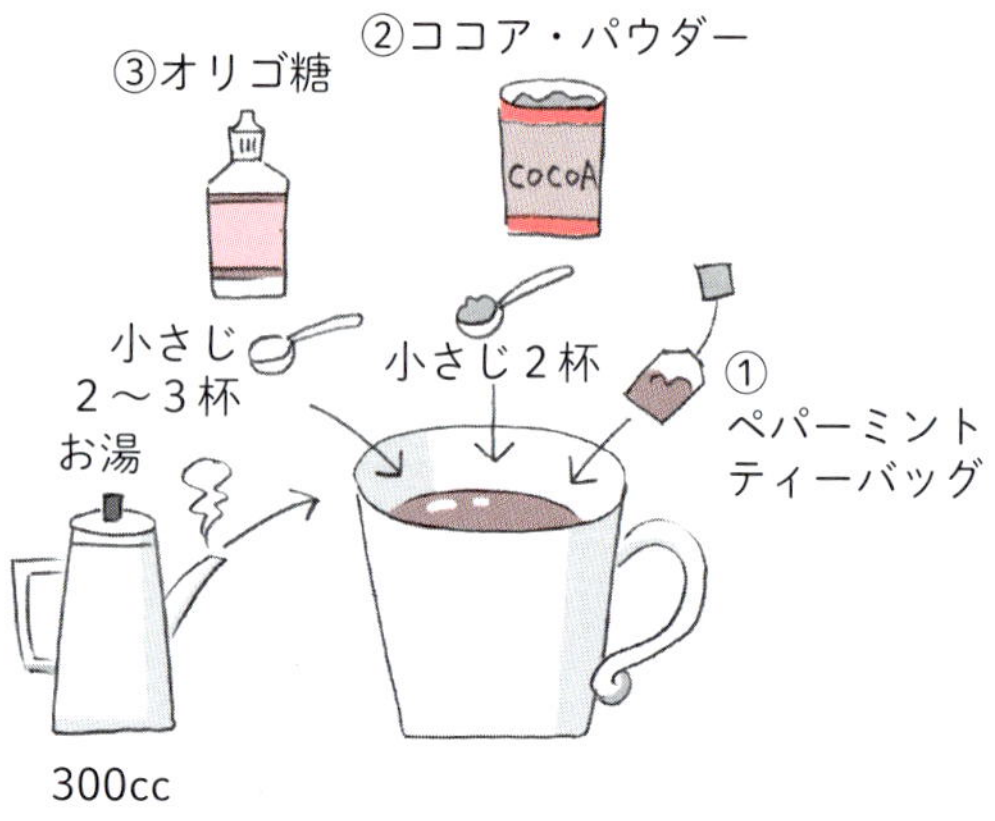

には、腸内の善玉菌を増加させて腸内環境を整える作用があります。

そして注目すべきはミントです。詳しくは後述しますが、ミントにも胃にプラスに作用するすばらしい働きがあるのです。さらにミントは脳にも働きかけています。つまりは、〝脳もすっきり〟のパワーが発揮されるといっても過言ではないのです。

しかもこの飲み物はとてもおいしいのが魅力です。チョコレートとミントの組み合わせがその秘密です。

ココアはオランダのメーカー、バンホーテンからミント入りのココアが売られていますし、イギリスでは食後の大人のためのミント入りチョコレート「アフター・エイト」、ドイツでは「ディナー・ミント・ビター」などのミント入りチョコレートが有名です。

日本でもおなじみのサーティーワンアイスクリームに、チョコレートチップ入りミントのアイスクリームがあります。これを食べたことのある方なら、食べ終わってからお腹がすっきりした経験をお持ちの方も少なくないのではないでしょうか。

私の考案したココアミントティーは、ミント、ココア、オリゴ糖という3つの素材を組み合わせることにより、さらにパワーアップさせたものといえるでしょう。

特に強調したいのは、胃腸と脳をすっきりさせるうえで、ミントの影響は大きいということです。

4 ペパーミントはストレス病対策の強い味方

ここからは、過敏性腸症候群や緊張型頭痛などといったストレスが関与している、いわゆる現代病に対してのペパーミントの効果について述べていきます。

ヨーロッパの国々では、ペパーミントはこれらの疾患に対して当たり前のように処方されています。治療法とともに見ていきましょう。

過敏性腸症候群（Irritable Bowel Syndrome：通称ＩＢＳ）は、「慢性的に腹痛、あるいは腹部不快感があり、便秘あるいは下痢などの便通異常をともない、排便によって腹部症状が改善するもの。ただし、その症状を説明する器質的疾患あるいは生化学的異常が同定されないもの」といわれています。

つまり、検査を行なっても炎症や潰瘍など目に見える異常が認められないにもかかわらず、下痢や便秘、腸内にガスが溜まって下腹部の張りなどの症状が起こる病気です。

「私も過敏性腸症候群かも…」と思い当たる人も少なくないでしょう。最近は社会人や学生などの大人だけでなく、小学生にもこの患者が急増しているのです。

過敏性腸症候群の原因

この原因について、現在確定的なものは不明ですが、大きく分けて、「消化管

ＥＸＶ・オリーブオイル
オリゴ糖
ココア
ペパーミント
植物性乳酸菌
もち麦（大麦）
キウイフルーツ
バナナ

運動異常」と「消化管知覚過敏」の二つが因子であると考えられています。

消化管運動異常については、腹痛をともなって小腸・大腸の運動が異常に活発化していたとされていますが、これを否定する報告もあります。なお、大腸の運動には、分節運動（低圧、高頻度、攪拌作用）と蠕動運動（高圧、低頻度、内容物移動作用）があり、それぞれ便秘と下痢との関連が推測されています。

消化管知覚過敏については、消化管拡張に対する疼痛閾値《とうつういきち》（痛みを感じる最小値）の低下が多く報告されています。

これらに関連して、重要な誘因としてストレスが考えられます。

ストレスのもとでは、小腸・大腸の運動が異常に活発化するだけでなく、消化管の知覚過敏も引き起こされることが指摘されているのです。

また、胃・結腸の反射についても腸神経が関係しており、過敏性腸症候群の患者さんは特に、ストレス下で蠕動運動が激しくなり、誘発されやすいことも報告されています。

過敏性腸症候群へのペパーミント効果

２００９年にアメリカ消化器病学会（ＡＣＧ）が、過敏性腸症候群の管理について、その効果にもとづく最新の研究論文の解析のまとめと、推奨治療法の勧告をしています。

ＡＣＧの新勧告には、既存の下剤や止瀉《しし》薬（下痢止め：ロペラミドなど）による治療法だけでなく、非吸収性抗真菌薬（リファキシミン）、抗うつ薬、鎮痙《ちんけい》薬、膨張性薬剤、５－ＨＴ３受容体拮抗薬（アロセトロン）、５－ＨＴ４受容体作動薬、プロバイオティクス（乳酸菌など）の医薬品に加え、ミントオイルを用いた治療法も報告されています。

ほかにも食物繊維、心理療法、漢方薬、鍼《はり》などの治療法の評価が含まれています。これら個々の治療法が過敏性腸症候群の症状の緩和に対して、プラセボ（有効成分を含まない偽薬《ぎやく》）と比べて、より有効であるかどうかが明確に記載されています。

その詳細は省きますが、過敏性腸症候群へのミントオイルを用いた治療の位置づけはいささか低いように思われます。ただし、機能性便秘症（過敏性腸症候群より症状が軽い便秘症）や機能性下痢症（過敏性腸症候群より症状が軽い下痢症）には、ミントオイルが有効であると考えられます。

その証拠にヨーロッパでは、以下のようにミントオイルが過敏性腸症候群に対して積極的に使われているのです。

過敏性腸症候群に有効なペパーミント

ドイツやイギリスなどでは以前から、比較的症状の軽い過敏性腸症候群患者に代替医療としてミントオイルが有効であると指摘されていました。特にドイツでは、ペパーミントオイルによる治療の研究が盛んに行なわれてきました。

１９８６年には、イギリスのナッシュ・Ｊがペパーミントオイルの入ったカプセルと、プラセボのカプセルを用意し、腹痛や違和感を持つ過敏性腸症候群患者に４週間服用してもらい、その効果を検討しています（出典：２００７年 Digestive and Disease）。

試験は、過敏性腸症候群と診断された患者50例に対して、A群（24例）にはペパーミント含有カプセル剤を、B群（26例）にはプラセボのカプセル剤を服用してもらい、それぞれ経過を観察し、4週間後の状況を検討しました。

それぞれのカプセル剤服用後のお腹の状況を比較したものを見てみます。

ペパーミント服用のA群は、服用前に対し、4週間目には過敏性腸症候群のさまざまな症状を5段階でスコア化したものが有意に低下、8週間目の比較でも、服用前並びにプラセボ服用のB群に対しても有意な低下が認められます。このような視点から、プラセボに対してペパーミントのほうが有意に症状改善することが明確になりました。

以上のように、ペパーミントが過敏性腸症候群の治療に有効であることが客観的に裏付けられたのです。

さらに後年、動物実験において、ペパーミントの主要成分であるメントールが、神経伝達物質のセロトニンとサブスタンスP（P物質とも呼ばれる）に関わることが明らかになりました。

この実験結果では、メントールはセロトニンの放出を抑制するとされています。セロトニンとしては、神経を安定させる作用を持つ脳内セロトニンがよく知られていますが、脳内のものは全体の２％で、90％以上は腸から分泌されているのです。

腸内のセロトニンは、消化管粘膜の刺激や、蠕動運動と関係していると考えられています。例えば、下痢症の過敏性腸症候群の患者さんでは、食事の後に、消化管からのセロトニンの放出が活発になることが確認されています。セロトニンが多くなると、消化管の運動も活発になり、これが腹痛や不快感をともなう下痢症状につながってくるのではないかと指摘されています。

さらに実験結果では、痛覚の伝達物質であるサブスタンスＰの活動に関与すると報告されています。腸管の平滑筋が、過度な収縮を起こすと、腹痛や不快感の元となり、サブスタンスＰが脳や各臓器に痛みとして伝達してしまいます。

報告ではペパーミントのメントール成分が、サブスタンスＰの活動機会をなくすことで腹痛の出現を抑制するのです。

結果、ペパーミントのメントール成分が、腸管の筋肉の正常な緊張状態を取り戻すことにもつながるのです。

ペパーミントの腸疾患への臨床応用

ペパーミントをはじめとするミントオイルは、古くから腸疾患の治療に利用されてきました。ここで、現在に至るまでの歴史とトピックスを振り返っておきましょう。

ミントは「薄荷《はっか》」と呼ばれ、古来、漢方薬の防風通聖散《ぼうふうつうしょうさん》や加味逍遙散《かみしょうようさん》などに生薬として使われてきました。

１９８０年代になって、ヨーロッパ、特にドイツにおいて、ミントオイルは過敏性腸症候群の治療薬として開発されました。

１９８２年には、大腸内視鏡検査時の蠕動抑制作用が発表され、さらに１９９５年には注腸レントゲン検査時の有用性が報告されています。２００１年には、大腸内視鏡検査時に手動ポンプにより投与する方法が報告され、２００３年になると、胃内視鏡検査時の有用性も報告されています。

これらの報告が示すことは、いずれも、ペパーミントのメントール成分が消化管の筋肉の緊張をほぐす作用があり、それを応用したものだといえます。

5 上手に乳酸菌を摂って、腸内環境を整える

植物性乳酸菌

健康な腸を保つために最近話題になっているのが、プロバイオティクスです。プロバイオティクスとは、「善玉菌を増やして、腸内環境をよくする微生物や菌、またそれらを含む食品」のことです。人間の腸には、100種類以上、100兆個以上の腸内細菌がすんでいます。腸内細菌は、口から摂取された栄養分を使っ

て発酵することで増殖し、同時にさまざまな代謝物を生み出します。また、外部から侵入した病原菌が腸内で増殖するのを防いで、感染しないように体を守る役割も果たしています。

プロバイオティクスの代表は、乳酸菌です。乳酸菌の整腸作用は、昔からよく知られていますが、既に１９０８年に、パスツール研究所のメチニコフという研究者が、「乳酸菌は腸内で増殖し、老化防止や長寿に役立つ」と述べています。最近では、乳酸菌はヨーグルト等に含有される動物性乳酸菌と、漬物、味噌等に含有される植物性乳酸菌に分類されるようになってきました。植物性乳酸菌とは、漬物などの植物由来の発酵食品に含有される乳酸菌ということになります。

では、植物性乳酸菌と動物性乳酸菌の違いは何でしょうか。簡単に言うと、植物性乳酸菌は、胃や腸の中に入っても、胃液や腸液で死滅することなく、多く生き残って大腸まで届く力が強いのに対して、動物性乳酸菌の多くは、大腸に到達する前に、胃液や腸液で死滅してしまいやすいということです。ただ、だからといって動物性乳酸菌を摂ってもムダということにはなりません（死滅した菌は善玉菌のエサになるからです）。

近年では、ヨーグルトが腸内環境を守る万能選手のごとく扱われていますが、日本人は１９６０年代以前には、ほとんどヨーグルトを摂取していませんでした。それにもかかわらず、１９６０年代までは、世界でも大腸がんの死亡率が少ない国の代表が日本だったのです。

日本には、その地域ごとに地場の野菜を発酵させた漬物がたくさんあります。その中でもよく知られているのが、野沢菜漬、しば漬、すぐきなどです。すぐきは、三大京漬物の一つであり、葉野菜のすぐき菜を冬場の室の中で、テコの原理を応用して高圧力をかけて漬け込むものです。

京都にある財団法人ルイ・パストゥール医学研究センターの故・岸田綱太郎博士は、京都の男性の寿命が全国で2位だった当時、その理由は何かと考え、いろいろな京都の食べ物を調べました。そして１９９３年に偶然、京漬物のすぐきから、ある作用を持つ成分を発見しました。それは、植物性乳酸菌のひとつであるラブレ菌だったのです。ラブレ菌は、免疫力を高める作用を持つことがわかっています。

私のクリニックの「便秘外来」に通院している慢性便秘症の患者で、問診時に「下剤の常用に不安を感じている」と回答した44名に、試験食品として生きたラブレ菌を含むカプセルを1日1カプセル摂取していただきました。その結果、摂取前と比較して、ラブレ菌を摂取した期間の下剤服用量は明らかに減少しました。さらに、摂取前と比較して、ラブレ菌摂取期間最終日には「緊張－不安」、および「抑うつ－落ち込み」の改善を認めました。

このことは腸の状態が良好になれば、腸から脳へ悪影響を及ぼすことが少なくなるということを示しています。

もともと、腸が不調になると情報が神経系から大脳に伝わります。腸の不調を知った大脳では、それによって抑うつや不安などの変調が起こります。そしてまた大脳の変調が腸に伝わると、腸の不調がさらに悪化してしまうのです。いわゆる、脳と腸がお互いに密接に影響しあう「脳腸相関」という仕組みになっています。

今回の結果からは、植物性乳酸菌をとることで、慢性便秘症の患者さんは2つの改善が同時になされたと考えられます。1つめは、下剤服用量を減らせて、なおかつ腸内の乳酸菌数が増加し、腸内細菌が改善した可能性が示唆されました。また2つめは、脳内で抑うつや不安などの気分の改善がなされた可能性が示唆されたということです。

味噌、しょうゆ、漬物などの発酵食品は、先人の知恵の健康食

腸内では、善玉菌と悪玉菌が絶えず勢力争いをしており、食事内容や睡眠、ストレスや健康状態などが、腸内細菌のバランスに大きな影響を与えています。

それらのバランスを整えてくれるのが乳酸菌だということ、乳酸菌には動物性乳酸菌と植物性乳酸菌の2種類があり、生きたまま大腸までたどり着いて作用するのは、植物性乳酸菌のほう、というお話は前述したとおりです。

植物性乳酸菌は温度変化に強く、胃液内や腸液内で死滅しにくいため、そのまま大腸まで到達して乳酸を放出し、大腸内を弱酸性に保ってくれます。大腸内が弱酸性に保たれると弱アルカリ性を好む悪玉菌はすみにくくなるため、おのずと

表－10　乳酸菌の生息場所とその環境

	植物性乳酸菌	動物性乳酸菌
どこに？	植物由来するすべて	ミルク
どんな糖と関係している？	ブドウ糖も果糖、ショ糖、麦芽糖、多糖類など多様	乳糖のみ
栄養状態は影響するか？	栄養が豊富でない場所やバランスが悪い場所でも生息できる	栄養が豊富でバランスがよい場所で生息
ほかの微生物と共存できる？	さまざまな微生物と共存できる	おおむね単独

資料：「植物性乳酸菌と動物性乳酸菌の比較」岡田早苗（東京農業大学）より作成

善玉菌の割合が増えるというわけです。善玉菌が増えれば、腸の免疫機能のはたらきもよくなるので、感染症にかかりにくくなりますし、大腸がんの予防にもなります。

また、植物性乳酸菌の整腸作用によって腸内環境が改善されると、便秘解消にもつながり、大腸のさまざまな病気も防ぎます。

この植物性乳酸菌は、ぬか漬けや野沢菜漬、すぐきなどの乳酸発酵した漬物や、発酵調味料である味噌やしょうゆなどに含まれています。

また韓国のキムチやドイツのザワー

クラウトなど他国の伝統食にも、植物性乳酸菌が豊富に含まれています。発酵食はまさに、先人たちの知恵と経験によって育まれた健康食といえるでしょう。

6 腸を健康にする、もち麦（大麦）パワー

もち麦はなぜ腸に効くのか

ここからは、もち麦がなぜ体にいいのか、その効能の秘密を探っていくことにしましょう。

まず、もち麦の魅力は、なんといってもその豊富な食物繊維にあります。私は腸の専門医ですが、食物繊維は、特に腸の健康を大きく左右することがわかっています。

「日本食品標準成分表」によると、食物繊維は「ヒトの消化酵素では消化されない食品中の難消化成分の総体」と定義されています。カニやエビなどの殻の成分（キチン）などの動物性食品も一部ありますが、大部分は植物性食品に含まれています。

つまり、食物繊維は、人間の体に消化・吸収されない成分なのです。その意味では、ビタミンやたんぱく質など、他の栄養分のように消化・吸収されて力を発揮する食品成分とは性質が異なります。

つい最近まで、食物繊維は栄養のない「食べ物のカス」といわれ、栄養学的にあまり重要視されてきませんでした。しかし、現在では、食物繊維は、炭水化物、脂肪、たんぱく質、ミネラル、ビタミンに次ぐ「第６の栄養素」と称されているのです。

じつは、食物繊維が本格的に研究されるようになったのは第二次世界大戦後のことで、比較的最近です。では、もち麦の魅力の鍵を握る食物繊維について、詳しく見ていくことにしましょう。

食物繊維の特徴・効果としては、次の7項目が挙げられます。

①排便量増加（便秘の改善）

これは以前からいわれてきましたが、イギリスの病理学者バーキットによる「食物繊維をたくさんとっているアフリカの民族では、大腸がんが少ない」という内容の論文（1970年）がよく知られています。

②腸内環境改善作用

食物繊維の一部は乳酸菌やビフィズス菌を増殖させ、その後に酪酸などの有機酸となります。有機酸で酸性となった環境は善玉菌の生育にはよいのですが、悪玉菌（ウェルシュ菌）であるクロストリジウム系の菌は生育しにくいとされています。つまり善玉菌が増加し、悪玉菌が減少するので、結果的に腸内環境がよくなるのです。

③過食抑制効果

胃の中に食物繊維が移行すると、水分を吸って膨張し、腹部に膨満感を生むため過食を抑制します。

④血糖値上昇抑制効果

空腸（十二指腸と回腸の間にある消化管）でのグルコース（代表的な単糖のひとつ。俗名はブドウ糖）の吸収を妨げ、結果的に血糖値の上昇を抑制します。

⑤胆汁酸吸着能

食物繊維には胆汁酸の再吸収を抑制して、糞便として排泄する効果があります。また、コレステロール代謝を抑制する働きもあります。

⑥吸着作用

ある種の老廃物を付着させて排泄させる作用です。

⑦免疫調節機能

最近、大豆に含有されるβ－グルカンの免疫調節作用が動物実験で判明してきました。

水溶性食物繊維と不溶性食物繊維

これまでにも、水溶性食物繊維、不溶性食物繊維という言葉が何度か出てきましたが、この概念はもち麦の素晴らしさを知るうえでとても重要です。それぞれの特徴をまとめておきます。

●水溶性食物繊維

水に溶ける食物繊維です。大麦などに含まれるβ-グルカン、ペクチン（リンゴやバナナ、柑橘類に多い）、アルギン酸（昆布、わかめなどの海藻類に多い）、グルコマンナン（コンニャクに多い）などがあります。

［特徴1］　ネバネバしている

水に溶けてゲル状となり、食べ物を包み込み、ゆっくり消化吸収するため、腹持ちがよくなります。また、血糖値の急激な上昇を抑えます。

［特徴2］　吸着力がある

コレステロールを吸着して、そのまま排泄されるので、コレステロールの増大を抑制します。

［特徴３］　大腸内で発酵する

大腸内で発酵すると、善玉菌が増加するので、大腸の環境がよくなります。

●不溶性食物繊維

水に溶けない食物繊維。穀類やいも類、豆類、根菜類に比較的多く含まれます。また、エビやカニの甲羅などにも含有（キチン・キトサン）されます。

［特徴１］　保水性が高い

胃や腸で水分を吸収して大きくふくらむので、腸を刺激して蠕動運動（腸が収縮と弛緩を繰り返して便を肛門まで運ぶ動き）を活発にして排便を促します。

［特徴２］　硬くて食べづらいものが多い

よくかんで食べることにつながり、満腹中枢を刺激し、食べ過ぎを防ぐ効果があります。

［特徴3］　大腸内で発酵する

大腸内で発酵すると善玉菌が増加し、大腸の環境がよくなります（ただし、発酵性は水溶性食物繊維より少ない）。

一般的に便のカサを増やして排便を促す効果が高いのは不溶性食物繊維ですが、これが多すぎると、排泄する力の弱い腸ではかえって硬便となり、便秘が悪化してしまう可能性があります。しかし水溶性食物繊維なら、便を軟らかくしてくれる働きをもつので、硬便を改善して排便を促進し、便秘の悪化を防いでくれるのです。

次に主な食物繊維の種類と、それを多く含む食品をまとめておきましょう。

・水溶性食物繊維

β－グルカン………大麦（もち麦、押し麦）、オーツ麦

ペクチン…………果物、野菜
フコイダン………もずく、めかぶ、昆布などの海藻類
アルギン酸………昆布、わかめなどの海藻類
イヌリン…………ゴボウ、きくいも

・不溶性食物繊維
セルロース………果物、野菜、穀類
ヘミセルロース……穀類、野菜、豆類、果物
リグニン…………ココア、ピーナッツ、緑豆
キチン……………キノコ、エビやカニなどの甲羅

減量効果を発揮する食物繊維

もち麦は、不溶性食物繊維と水溶性食物繊維の両方をたくさん含んでいるので、腸内環境が整い、便通が改善されます。さらに、下腹ぽっこりが解消され、ダイ

エット効果が期待できます。

また、もち麦には水溶性食物繊維のβ－グルカンが特に豊富です。100gあたり6g強も含まれています。β－グルカンは、糖や脂肪を吸着して排泄する働きをもつため、余計な脂肪をつけることを妨げるのです。

さらには、糖の吸収を抑えることで血糖値の急上昇を防ぐことができ、血糖をコントロールするホルモンであるインスリンの分泌を抑えます。その結果、体重を減らして、体型や見た目もスッキリするわけです。

β－グルカンの主な作用

2006年、アメリカ食品医薬品局（FDA）が大麦および大麦を含んでいる食品について、そのコレステロールを低下させる働きを認め、「冠動脈疾患（CHD）のリスク低下に役立つ」と製品に表示することを許可しました。欧州食品安全庁（EFSA）も、同様の許可をしています。

大麦に含まれるβ－グルカンの主な作用としては次のようなものがあります。

①消化管への作用
・整腸（プロバイオティクス効果）、腸内細菌による発酵促進
・胃粘膜保護
②免疫調節作用
・腸管免疫の活性化、感染防御、抗アレルギー効果
③血中コレステロールと脂質の吸収を抑制する作用
・糖代謝や脂質代謝を改善する
④血糖値上昇抑制作用、血中インスリン濃度調整作用
・糖尿病予防効果
⑤心臓・循環器系の健康維持
・血圧上昇抑制
・脂質代謝の改善

β－グルカンでＮＫ細胞が活性化

まず注目したいのは、大麦に含まれる水溶性食物繊維である大麦β－グルカンが、大腸内に存在する善玉菌の栄養源となることです（整腸作用）。

その結果、善玉菌が増殖し、腸内環境が整えられ、病気や老化の原因となる悪玉菌の増加が抑制され、排便力がアップして便秘解消にもつながってくるのです。

さらに、便秘の解消によって老廃物の腸内滞在時間は短くなり、大麦に豊富に含有されるβ－グルカンが大腸の腸内環境を整えてくれるので、大腸の表面細胞が正常になり、がん細胞に変化するのを予防することも期待できるのです。

近年の研究では、大麦β－グルカンのような水溶性β－グルカンには、免疫系を刺激して感染抵抗力を強める効果や、慢性の炎症を抑制する効果なども報告されています。

また、あとで詳しく述べますが、大麦β－グルカンには、血中コレステロール低下作用、血糖値の上昇抑制作用、血圧降下作用があることも注目に値します。

前述のアメリカ食品医薬品局によれば、効果が期待できる大麦β－グルカンの摂取量は1日3ｇとされています。もち麦であれば50ｇ程度を摂取すればよいということになります。

腸内環境に対する効果

少し専門的な内容になりますが、大麦β－グルカンのヒトの腸内環境に対する効果について、近年の報告をいくつか紹介しましょう。

そのひとつが、２００２年にアメリカの栄養学術誌『The Journal of Nutrition』誌に報告されたものです。健常者10例に対して、Ａ群には高β－グルカン大麦（β－グルカン含有量17・7％）、Ｂ群には通常の大麦（β－グルカン含有量５・３％）を摂取させて比較しています。

それによると、Ａ群の呼気中の水素の排出量は、Ｂ群に比較して食後１時間以降は高く、特に食後２～４時間は有意に高かったそうです。これは大腸内における発酵の促進を示しており、Ａ群の高β－グルカン大麦が大腸内の環境に有効な作用をしていることが示唆されるのです。

もうひとつの論文は２０１０年に『Food Research International』誌に公表さ

れたものです。

この論文では、健常者を2群に分け、β－グルカン0・75gを毎日摂取したA群26例と、β－グルカンなしのB群26例を比較しています。その結果、β－グルカンを30日間摂取したA群では、腸内環境が改善傾向を示し、排便力も強くなっているというデータが示されました。

便秘傾向の人は、大麦β－グルカンを含有する大麦入りご飯をとることで排便力が増加することが、科学的に裏付けられたのです。

大麦とマグネシウム

マグネシウムは、腸にとっては便を軟らかくするなど、さまざまな作用を行なうミネラル成分で、厚生労働省の推奨摂取量としては、1日あたり、男性が320～370㎎、女性が290～310㎎とされています。しかし、実際の摂取量は大幅に不足しているといわれています。その原因はいくつか考えられますが、まず、伝統的な和食（家庭食）をとる機会が減少し、高脂肪、高タンパク、高カロリーの食事が多くなったことにあります。

１９６０年代以降、大麦・雑穀などの穀物消費量が減少しています。穀物は、食物繊維のほか、ビタミンB1、B6や、マグネシウム、亜鉛、マンガンなどの重要な補給源でしたが、穀物摂取量の減少にともない、これらの不足につながったと考えられるのです。

たとえば、米は、精白が進むにつれ、玄米、胚芽《はいが》米、そして白米（精白米）となっていきます。米の場合、マグネシウムは、胚芽やヌカなどに多く含有されています。玄米ご飯１００g中にマグネシウム49㎎ですが、精米した白米ご飯１００g中では、マグネシウムは７㎎しか残っていません。

一方、大麦の押し麦１００g中では、マグネシウムが25㎎も含まれています。つまり１９６０年代までは、麦ご飯を毎日の食事でとっていたので、マグネシウム摂取をある程度維持できていたのですが、次第に白米ご飯が主流になっていくとともに、日本人のマグネシウム摂取は不足傾向になっていったのです。

マグネシウムのようなミネラルは、体内では合成できません。そこで食事からのマグネシウムの摂取不足を改善させるのに、もち麦（大麦）ご飯がおすすめとなるわけです。

最近、日本では、生活習慣、特に食習慣の欧米化が進み、肥満、空腹時血糖高値、高中性脂肪血症、低ＨＤＬコレステロール血症、高血圧などを併せもつメタボリックシンドロームの人が激増しています。

ここでも食事からとるマグネシウムが減ったことが、インスリン抵抗性の増大やメタボリックシンドローム、さらには糖尿病の発症の一要因となっている可能性が指摘されているのです。

大麦は血糖値の上昇を抑える

次に、大麦の糖尿病に与える効果について述べておきましょう。

海外では、高血糖を防ぐために大麦がよいとの報告が多数提出されています。

日本でも増え続ける糖尿病患者を救うのは、大麦（もち麦）かもしれません。

日本における糖尿病患者は年々増え続け、ここ50年で35倍に急増し、２０１４

年の厚生労働省の調査では、３１７万人に達する勢いです。糖尿病とは、血糖値が高い状態が続くことでブドウ糖（グルコース）を適切に処理するインスリンというホルモンの効きが悪くなり、血糖値が下がらなくなる病気です。

糖尿病の怖いところは、悪化すると細かい血管が損傷され、失明につながる糖尿病網膜症や人工透析が必要になる糖尿病腎症、手足がしびれる糖尿病性神経障害などの合併症をもたらす点にあります。

糖尿病増加の背景には、食物繊維摂取量の減少があることも指摘されています。なぜなら、食物繊維（特に水溶性食物繊

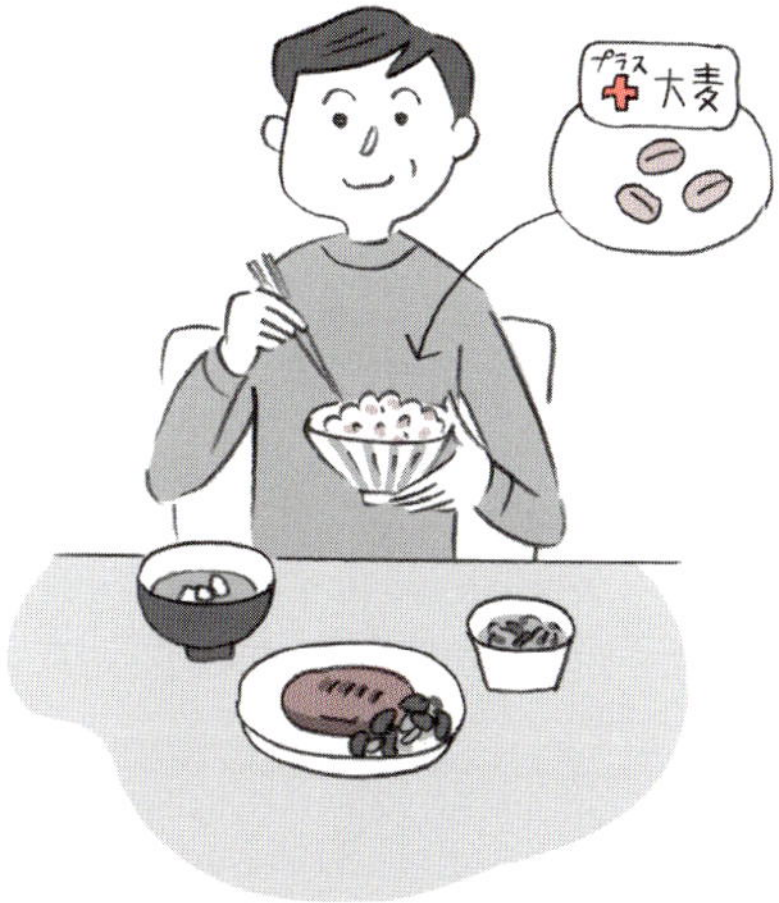

血糖値を抑える大麦に期待

維）には、食事で摂取した糖が体内に吸収されるスピードをゆるやかにする働きがあるからです。

水溶性食物繊維は体内で水分を吸収して膨らみ、胃の中に長時間停滞します。つまり、消化吸収のスピードが遅くなるわけです。こうして水溶性食物繊維によって糖の吸収がゆるやかになるため、血糖値の急激な上昇を抑えることにつながります。

また、大麦と白米を混合した食品（大麦混合米飯）をとると、その次にとる食後の血糖値も上がりにくくなる、つまり「セカンドミール効果」があるという報告があります（福井育夫他「β−グルカン高含有大麦混合米飯の食後血糖応答とのセカンドミール効果に及ぼす影響」日本臨床試験学会雑誌・薬理と治療）。

この論文で取り上げているテストは、健常者で行われていますが、大麦混合米飯を摂取し血糖管理を行なえば、糖尿病や心血管疾患の予防に役立つ可能性を指摘しています。

また、大麦に含まれるβ−グルカンには、132頁で述べるように脂肪の吸収を抑える働きもあるので、糖を吸収しにくくするだけでなく、インスリンを効きやすくするというダブル効果で、糖尿病を予防してくれます。

高コレステロール血症の予防にも

コレステロールは健康と美容の敵と思われがちですが、本来コレステロールは、①細胞膜をつくる、②ホルモンの材料になる、③消化液の胆汁酸の主成分になる、など生命を維持するうえで欠かすことのできない成分です。

しかし、動物性脂肪の多い食事をとり過ぎると血液中の脂質が増え、体内の脂質バランスが崩れるなど脂質異常症といわれる病態を生みます。

特に血中コレステロールが増え過ぎる高コレステロール血症では、ＬＤＬ（悪玉）コレステロールが増加して血管壁にへばりつき、血液の通り道を狭めます。すると血管そのものも弾力を失って、動脈硬化の状態になります。

こうして血中のＬＤＬコレステロールが増えると、血管の老化を促進させてしまうのです。動脈硬化はさらに脳卒中や心筋梗塞など、命にかかわる病気に影響するので、健康維持のために血中コレステロールの増加は防がなくてはなりません。

もち麦は、高コレステロール血症の予防にも効果を発揮します。

実際に総コレステロール、ＬＤＬコレステロールがやや高い人にもち麦ご飯を3カ月食べてもらったところ、総コレステロールとＬＤＬコレステロールの値は下がり、ＨＤＬ（善玉）コレステロールの値は維持される効果が認められました。

もち麦のβ-グルカンが塩分の吸収を抑制

高血圧は脳卒中や心筋梗塞などの命にかかわる病気の引き金になるなど、予防・改善が重要です。もち麦には、高血圧を防ぐ効果があることも明らかにされています。

高血圧は、心臓が血液を押し出す力が強いと生じますが、血管が狭くなって血管への圧力が強まることでも起こります。

わかりやすく説明しましょう。

高血圧の人は塩分を控えるように指導されますが、それはなぜでしょうか？塩分をとり過ぎると体内の塩分濃度が高くなります。すると、腎臓では水分の排泄を防ぎ、体液を増やして塩分濃度を下げようとします。そのため、血液の量が増え、血管への圧力が高まるというわけです。

そのうえ動脈硬化が進んで血管が狭くなっていれば、血液量の増加は脳卒中や心筋梗塞など、命にかかわる深刻な事態を招きかねません。

もち麦は高血圧の予防・改善にも効果が期待できます。もち麦に含まれるβ－グルカンには、塩分の吸収を抑える働きが報告されているのです。

それだけではありません。通常は肝臓で合成されるアンジオテンシンⅡという血圧を上げる物質が、内臓脂肪が増えると脂肪細胞からも分泌されるようになります。つまり、太っていると高血圧症になりやすいのです。

しかし、もち麦を積極的に摂取することで、内臓脂肪を減らすことができ、ひいては高血圧予防にもつながるのです。

また、大麦には体内の余分な塩分（ナトリウム）を排泄する働きがあるカリウムも含まれています。しかも、その量は100g当たり、白米の89㎎に対して170㎎と、約2倍です。

また、血管の収縮にかかわる平滑筋を正常に機能させるために欠かせないカルシウムも、大麦には白米の3倍程度含まれています（白米5㎎、大麦17㎎、含有量は押し麦の栄養成分表をもとに算出）。

このように、日常的にもち麦を食べることは、いろいろな面から高血圧を予防することにつながるというわけです。

β－グルカンと糖尿病の新薬

アメリカのルイジアナ州立大学のフランク・グリーンウェイ教授らは、大麦などに含まれるβ－グルカンと、タマネギやゴボウなどの野菜に含まれる食物繊維のひとつであるイヌリン、およびブルーベリーを原料としたポリフェノール（アントシアニン）を合体させた腸内フローラに効く糖尿病の薬（仮名：ＧＩＭＭ）の開発に着手しました。

イヌリンは腸内細菌によって発酵され、腸内環境を整える短鎖脂肪酸（酢酸、プロピオン酸、酪酸など）になります。β－グルカンは腸内細菌の栄養分となるばかりでなく、粘調性（粘りがある）の性質が腸内環境を細菌にとって棲みやすい状況にするといわれています。グリーンウェイ教授らは、このＧＩＭＭを糖尿病予備軍、または初期の糖尿病患者を対象として、朝夕２回投与して臨床試験を行なっています。

その結果、ＧＩＭＭを摂取した人は、食後のインスリンが分泌しやすくなり、血糖値の上昇が抑制されることが確認されました。これについてグリーンウェイ教授らは、ＧＩＭＭ摂取後、腸内で産生された短鎖脂肪酸に、糖尿病を直接的に改善する効果があるのではないかと指摘しています。

このように、もち麦にたくさん含まれる大麦β－グルカンは、新薬開発にも応用されています。グリーンウェイ教授らの理論を応用して私が考案した朝食メニューは、もち麦１００ｇをゆでて、さらに２カップのブルーベリーを加えたものです。これを朝食にとると、血糖値が上がりづらく、しかもセカンドミール効果も期待できてよいでしょう。

なお、ブルーベリーに含有されるイヌリンも難消化性の水溶性食物繊維であり、穀物（小麦、大麦）、野菜（タマネギ、アスパラガス、ゴボウ）、果物（バナナ、ベリー）に含有されていることが知られています。

また、イヌリンは、ヒトの消化管で直接的に代謝され、排便量の増加だけでなく、より健全な腸内フローラの形成に貢献するといわれています。さらに血糖値の上昇抑制効果も知られています。もち麦（大麦β－グルカン）とブルーベリー（イヌリン）の組み合わせは、糖尿病予

朝食におすすめ！

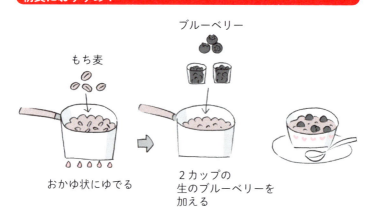

防や腸内環境予防にとって、とても理にかなった組み合わせといってよいでしょう。

また、もち麦ゴハンと漬け物（植物性乳酸菌）の組み合わせでは、腸内環境改善とダイエット効果を手に入れることが可能です。

7 食物繊維バランスが絶妙なキウイフルーツで便秘薬知らずに！

親子で参加！　中高生のためのキウイパワー実感調査

キウイフルーツに関する調査を２０１２年６～７月に全国の親子４９８組を対象に実施し、拙著の中で公表しました（『腸育を始めよう』講談社）。

同調査は1日1回の排便がない便秘ぎみあるいは便秘の中学・高校生とその母親を対象に、1日1回のキウイフルーツを2週間（14日間）継続して摂食した後の、便通改善効果を実感調査したもの。その結果、7割弱（68・2％）に、便通頻度の改善がみられたことが明らかになりました。

キウイフルーツは、ビタミンC、E、カリウム、葉酸、そして食物繊維など体の調子を整えるのに役立つ栄養素を多く含んだフルーツです。スムーズな排便のためには、便通改善効果のある食物繊維を、「不溶性食物繊維2：水溶性食物繊

1日1回キウイフルーツを継続して喫食すると……

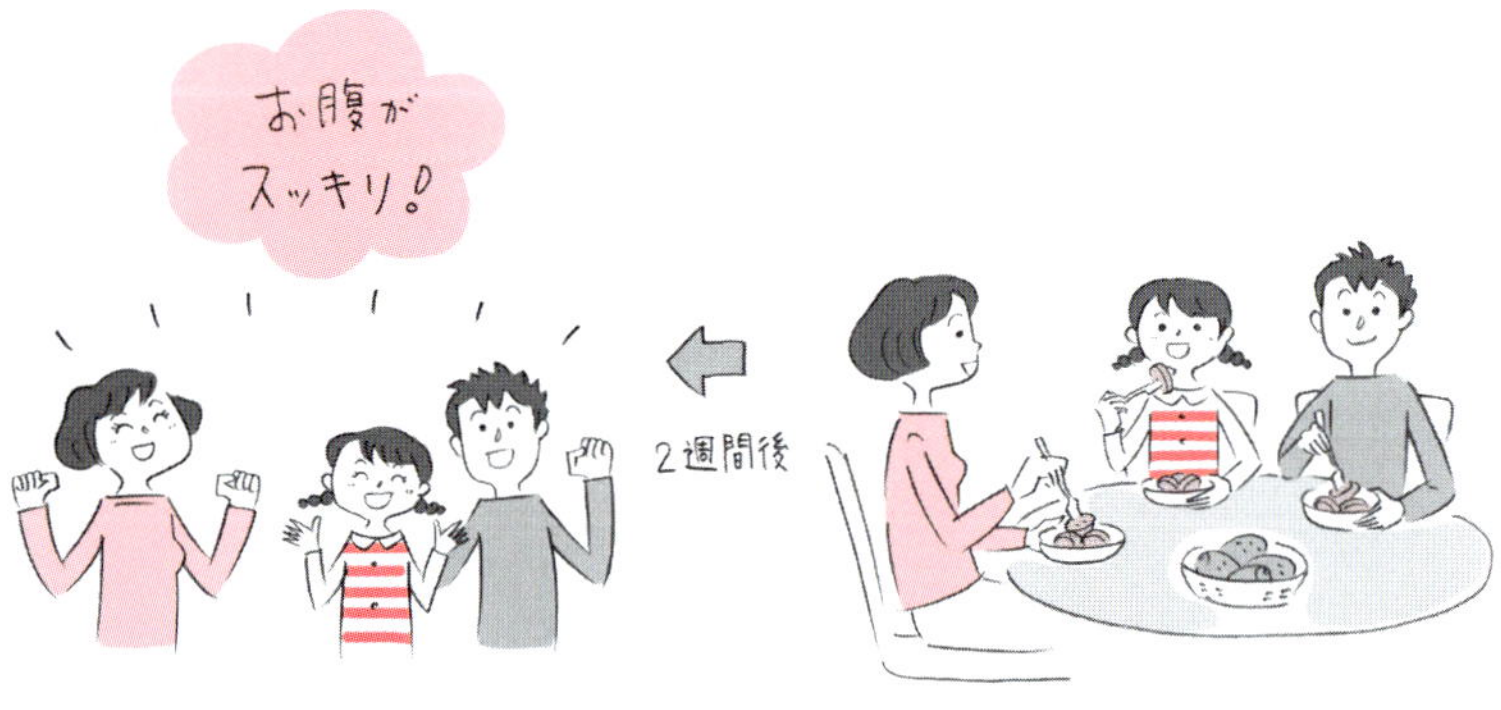

維1」のバランスで摂ることが理想的といわれています。食品には、不溶性の食物繊維のほうが多く含まれており、食物繊維を摂ろうとすれば自然と補うことができます。しかし、水溶性の食物繊維は食物を選定しないと十分に摂れないことが多いので、意識的にとることが必要です。キウイフルーツは、約1個分の可食部100gあたりで不溶性：水溶性＝1・8g：0・7gと、理想のバランスに近い割合の食物繊維を含んでいます。

実感調査結果

①1日に1回の排便がない中学・高校生が、キウイフルーツ摂取2週間後には、68・2％に「1日に1回以上の排便」がみられた。
②体験者の31・2％が3日以内、37・8％が1週間以内にお腹の調子に変化・改善を感じた。
③便通改善効果以外に、ニキビの改善、疲労改善、「元気・健康」へのはたらきかけ、起床のしやすさ等、多くのポジティブな結果をもたらした。

④親子一緒のキウイフルーツ体験をきっかけに、子どもの便通や健康状態の把握を通じて、親子の会話が自然と増加したとの感想が寄せられた。

海外で行なわれたキウイフルーツと便秘に関する研究も簡単に紹介します。キウイフルーツは便秘患者の排便促進に役立つと言われています。ニュージーランドと中国で行われた研究では、キウイフルーツを摂取すると健康な高齢者の機能性便秘の緩和に役立つという結果が得られました。46人の便秘患者に対して1日3個のキウイフルーツ（グリーンキウイフルーツ）を与えた試験では、1週間に3回以上排便のあった患者の割合が1週目で82％、2週目には97％に増えました。

このような結果は、キウイフルーツが便秘患者に与える影響について更なる研究を行なう価値があることを示しています。

慢性便秘症の人におススメ！　「オリーブキウイ」

私は、「オリーブキウイ」を提案しました。これはキウイフルーツを半分にカットし、真ん中を食べた後にティースプーン１のオリーブオイルを入れて食べる食べ方です。このオリーブキウイで、慢性便秘症の自覚症状の改善が認められました。

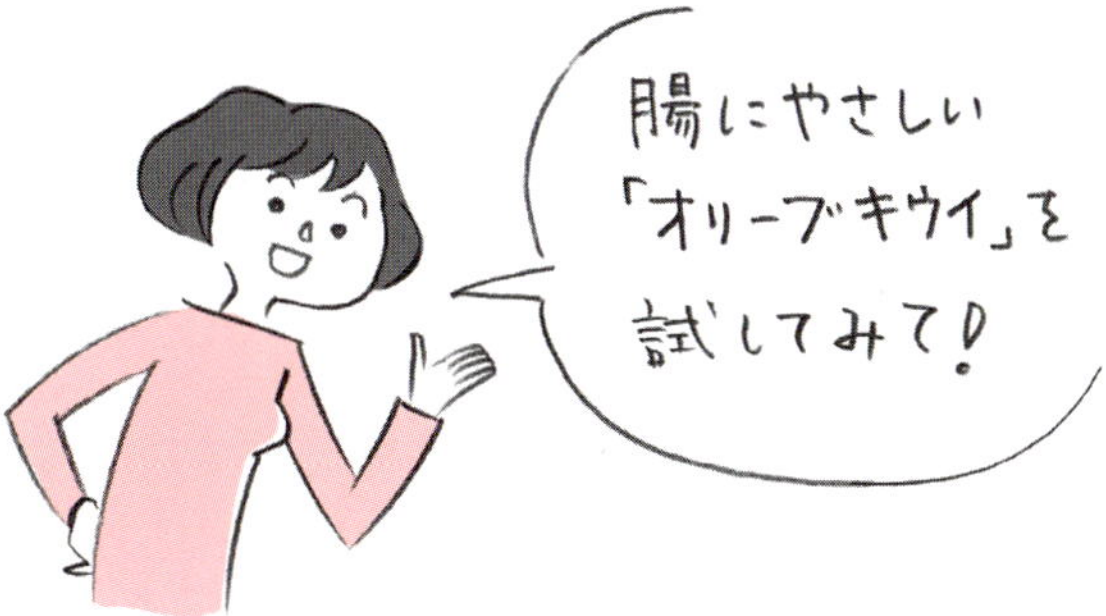

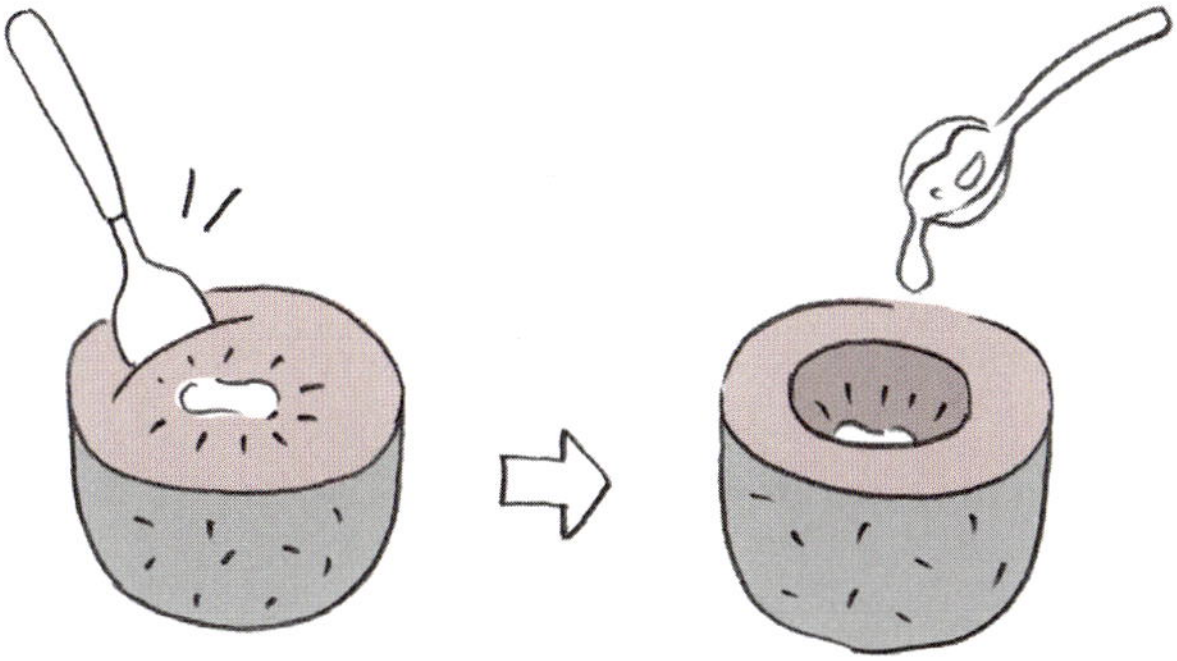

キウイを半分

まん中を少し食べたあとに
オリーブオイル小さじ１杯を
入れて食べる

8 バナナで腸のアンチエイジング

バナナに含有される栄養分

バナナは、日本で一年中よく食べられている果実の一つです。何となく腸によいと考えられていますが、具体的なデータがあまりないので調査しました。

その前にバナナの基本的な含有物質についてです。

バナナには、エネルギー源になる糖分をはじめ、マグネシウム（100g中32㎎）、カリウムといったミネラル類、ビタミンB群、ビタミンE、葉酸、アミノ酸の一種であるトリプトファン（セロトニンの合成に必要な物質の一つ）、食物繊維（100g中、水溶性食物繊維0・1g）などの諸成分が含有されています。

日本人の必要栄養素成分で不足しているものにマグネシウム（1日必要量300〜320㎎、食物繊維（現在1日平均摂取量14〜15g、必要量20g）などがあり、これらを補足するのに有用な果実なのです。

マグネシウムには、腸管に働きかけて、腸の細胞から水分を引っ張って便を湿潤にすること、ヒトがＡＴＰ（アデノシン三リン酸）を産生する時に補酵素として働くこと、神経の興奮を抑制する作用など、多数の作用が認められます。

腸内環境という意味では、便を軟便にして排便をスムーズにすることを助けるので、腸内環境を改善の方向に向かわせます。さらに１００ｇ中に１・１ｇ含有される食物繊維は、便の素となったり、一部は分解されて短鎖脂肪酸となり、そのなかの酪酸は、前述の通り便にとってさまざまな有用な作用をするのです。

また、バナナに含有されるトリプトファンはビタミンＢ６とともに作用し、セロトニンを合成するのに必要です。セロトニンは95％は腸で産生され、腸管運動を起こす物質として作用します。またバナナには、ポリフェノールが含有されており、果実のなかでは比較的強い抗酸化作用があるのです。

以上のように、さまざまな栄養分を含有するバナナについて検討してみました。

バナナが皮膚と腸に及ぼす影響

そこで、日本バナナ輸入組合にお願いして、バナナの皮膚と腸に対する効果を２０１３年に調査しました。

対象は30～49歳までの女性36人です。36人に対して事前に皮膚画像診断（皮膚の写真でチェック）及び皮膚弾力性測定を行ない、皮膚の水分値が低い人、21人を対象としました。

つまり、この21人に対してバナナを１日２本（約２００g）、連日４週間摂取していただきました。その間の食事内容、生活内容は通常の生活をしていただきました。

その結果、バナナ摂取４週間後には、排便の状況が改善し、それとともに皮膚の明るさ、水分、油分、弾力などの項目が有意に改善しました。特に、水分に関しては、バナナ摂取開始２週間前と比較し、バナナ摂取４週間後には有意に水分が増加しました。しかし、摂取中止２週間後には、水分が有意に減少を認めました。

以上のことから、バナナを4週間連日摂取すると、皮膚の水分、油分、弾力などが有意に改善することが判明したのです。これは、バナナによって、内臓感覚が改善し、それとともに皮膚感覚も改善したといえるのでしょう。

皮膚の見た目は、老化に大いに関連しています。つまり皮膚の老化は、皮膚の肌理《きめ》や角層の乾燥、たるみなどで示されるのです。また皮膚の肌理のパターンの大きさを決めているのは、角層の厚さと水分量及びそれらによって決まる角層の硬さなのだそうです。

つまり皮膚の水分量が増加すれば、皮膚の肌理がよくなる、よって見た目が若くなることにつながってくるのです。このバナナのデータは、腸内環境がよくなると、皮膚の水分量が増加を示し、見た目の老化予防ができるということが示唆されます。

ここでまとめると、腸内環境がよくなる、つまりは腸の機能低下を予防できれば、見た目の老化も予防できることにつながってくるといえるでしょう。

そして、このバナナのパワーをさらにアップさせる方法として、8等分に切ったバナナにＥＸＶ・オリーブオイルを大さじ１杯かけて食べるとよいのです。

バナナの甘みとＥＸＶ・オリーブオイルのもつ辛みが微妙にブレンドされて、ビタースウィートな味でおいしく食べられます。

バナナの腸と皮膚に対する効果に加えて、ＥＸＶ・オリーブオイルのもつ４つの抗酸化作用（ポリフェノール、オレイン酸、葉緑素、ビタミンＥ）及び、オレイン酸のもつ消化管作動作用

バナナパワーをアップさせる方法

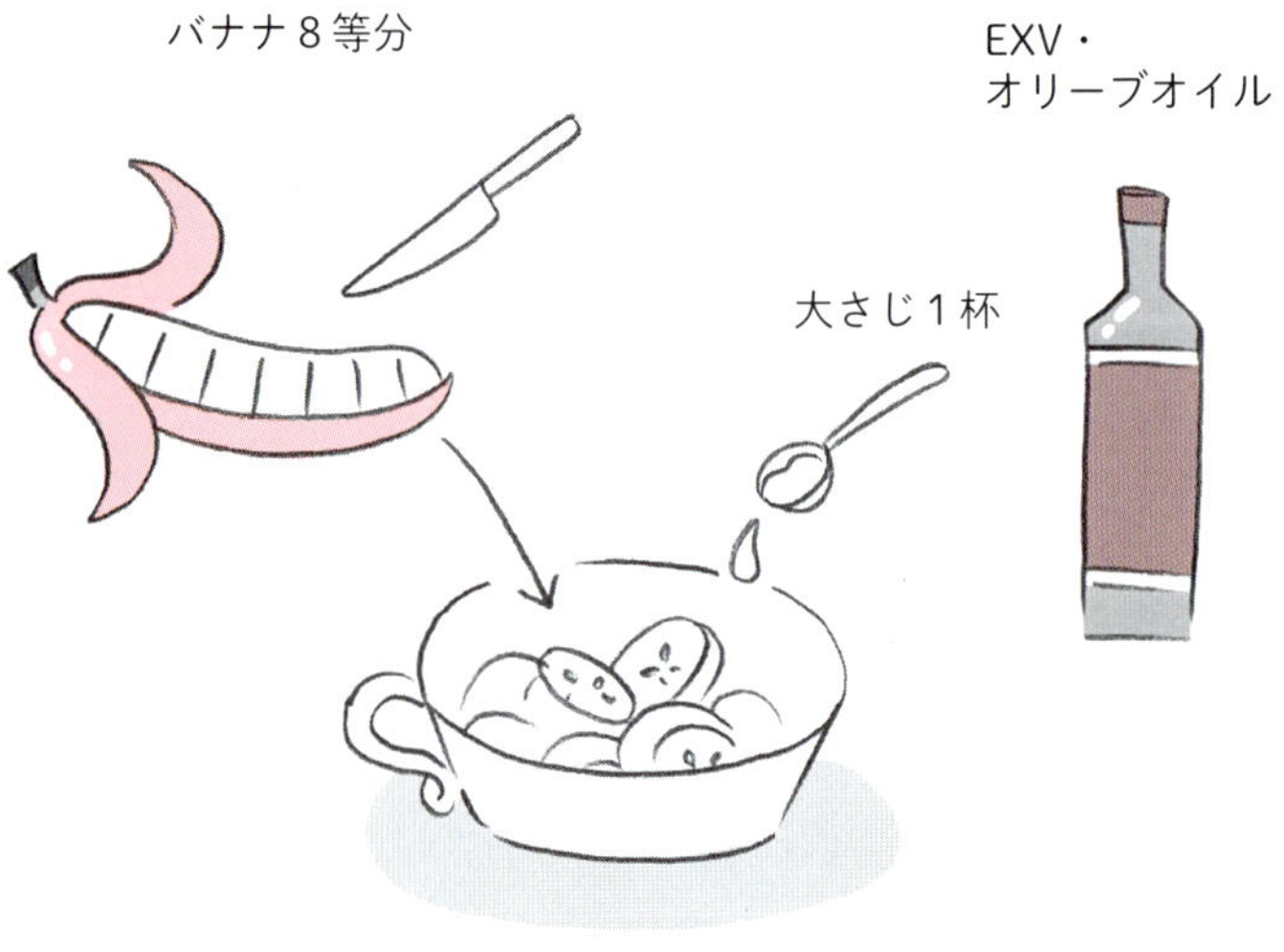

が加われば、バナナのパワーをさらにアップすることが可能です。

バナナを食べると皮膚と腸が若返る

腸の機能低下をストップさせて腸内環境をよくして、実際の見た目、つまり皮膚の水分量を保つことができたのです。

もう少し詳しく説明すると、皮膚の老化は、①シワ、②皮膚のたるみによって起きます。これらは、角層の乾燥によってできたシワ、あるいは筋肉の緊張によってできたシワが、真皮《しんぴ》の構造の変化も引き起こして、目に見えるようになったものと考えられます。

老化した皮膚では、乾燥が目立ち、その原因としては、角層では保湿に関与するアミノ酸や皮脂由来のグリセリンの減少、角層の層数が増加したことによって、体内からの水分供給が滞っているためと考えられます。よく皮膚の肌理《きめ》は細かいほどよいといいます。すでに述べましたが、肌理のパターンの大きさを決めているのは、角層の厚さと水分量、そしてそれらによって決まる角層の硬さなのです。

冬になると皮膚が乾燥し、皮膚の保湿力低下が指摘されますが、実は、最近では夏にも起こりうることがわかってきました。というのは、ジメジメした外出先から、オフィスや家に戻ると、ひんやりと乾燥した環境に入りやすいからです。新築のビルや家は密閉されているため、真夏に湿度が20％以下になることもあるのだそうです。湿度が35％以下になると、皮膚に障害が起きることが指摘されています。

そして真冬、真夏には、腸の運動障害が起こり、停滞腸や便秘に陥りやすいことも指摘されています。

皮膚の老化を予防するには、原因となる紫外線を予防するとともに、食事因子も重要なのです。つまり、食事内容が悪く腸内環境が悪化すると、ビフィズス菌などの善玉菌が減少し、腸内細菌が産生したフェノール類などが吸収され、血流を介して皮膚に蓄積し、表皮細胞の正常な分化に変調をきたすことで、皮膚の乾燥を引き起こすことが指摘されているのです。

先に述べましたが、バナナ摂取後には、排便の状況が改善し、それとともに皮膚の明るさ、水分、油分、弾力などの項目が有意に改善しました。特に、水分に関しては、バナナ摂取開始2週間と比較し、バナナ摂取4週間後には有意に水分が増加しましたが、摂取中止2週間後には、水分が有意に減少を認めました。

これは、バナナによって、内臓感覚が改善し、それとともに皮膚感覚も改善したことを示しています。

バナナを積極的に食べることで、腸内環境がよくなる、つまりは腸の機能低下を予防できれば、見た目の老化も予防できることにつながってくるといえるでしょう。

以上のように、オリーブオイル、オリゴ糖、ココア、ペパーミント、植物性乳酸菌、もち麦、キウイフルーツ、バナナ等、食べて腸をよくする8つの食材を紹介しました。

オリーブオイルは排便力促進。ココア、もち麦、キウイフルーツ、バナナ等は食物繊維の摂取量を増加させて排便量の増加を。植物性乳酸菌、オリゴ糖は、腸内の善玉菌を増加させて腸内環境の改善を。ペパーミントは、腸管を弛緩させて腹痛症状の改善を。それぞれの役割が異なりますが、上手に組み合わせて、美味しく食べていただければ、腸の症状改善に役立つのです。まずは、毎日の食生活に取り入れてください。

第4章
食べて腸をよくする組み合わせ

肥満が腸の健康を脅かす

肥満によって大腸がんのリスクも増加する

メタボリックシンドロームに大きく関与する肥満は、大腸がんにも関与していますので、注意したいところです。また過食、アルコール過飲の人は下痢傾向が認められます。そして肥満で高齢化してくると今度は便秘傾向になるのです。

大腸がんに関しては、これまでに膨大な疫学調査がおこなわれ、肥満がリスクを増加させることが示されています。

肥満の一つの指標としては、ＢＭＩ（body mass index）が用いられることが一般的です（ＢＭＩ＝体重kg÷（身長m×身長m））。

ＷＨＯ基準ではＢＭＩ30以上を肥満としていますが、日本においては、日本肥満学会の調査から、ＢＭＩ25以上を肥満と定義しています。

日本における肥満者の増加は男性において顕著であり、最近30年でＢＭＩ25以上の割合が増加しています（さらに糖尿病発症リスクにもなっているといえるのです）。

ＢＭＩと大腸がんのリスクの相関は以前より指摘されており、ＢＭＩ値が２ポイント増加すると大腸がんは７パーセント増加するとされています。

また世界がん研究基金（ＷＣＲＦ）と米国がん研究協会（ＡＩＣＲ）も、大腸がんのリスクを上げる確実なものとして「肥満」と「内臓脂肪型肥満（腹部肥満）」を挙げています。

これによると肥満にともなう大腸がんの相対リスクは、男性１・５～２・０、女性は１・２～１・５で男性の方がやや高いのです。部位については、直腸よりも結腸で、また右側結腸よりも左側結腸で相関の高さが見られました。

なぜ内臓脂肪型肥満になると大腸がんの危険性が増加するのでしょうか。

それは、内臓脂肪から分泌されるアディポカイン（体の脂肪細胞から分泌される生理活性物質の総称）が腫瘍の発生や増大に関与するためではないかと考えられています。

糖尿病と大腸がんの関連で見ると、肥満を合併した糖尿病では、大腸がん、大腸線腫のリスクが増加することが指摘されています。

さらに日本人で1940万人存在すると指摘されているメタボリックシンドロームの多くは肥満、内臓脂肪型肥満でアディポカインの分泌量が変化し、インスリン抵抗性（血糖値を下げる働きをするインスリンが正常に働かなくなった状態）が上昇して、糖尿病、高血圧、脂質異常症などを合併しやすくなるとされています。さらに多くの研究で、メタボリックシンドロームは、大腸がんのリスクをも増加させることが報告されているのです。

逆に、大腸がんのリスクを低下させるものとして、食物繊維が挙げられています。

体型からわかる腸の不調

先に述べましたが、食べすぎはもとより、炭水化物抜きダイエットや欠食などによる偏った食生活も腸にストレスがかかり、さまざまな病気を招いてしまいます。体型には大きく分けて、次の６つのタイプが考えられます。

①肥満型
ａ）便秘型
ｂ）下痢型
②標準
ａ）便秘型
ｂ）下痢型
③やせ型
ａ）便秘型
ｂ）下痢型

①のａ、ｂと②のｂはどちらかというと中高年に多く、②のｂと③のａ、ｂは若年に多いことが、私のクリニックの「便秘外来」を見ているとよくわかります。

この6つのタイプは、いずれも食物繊維摂取量不足が共通しており、それに加えて、エネルギー摂取量過多か、あるいは逆に、エネルギー摂取量不足をともなっているケースがほとんどです。

食事内容をヒアリングしてみて、食物繊維摂取量が過多になっている人は、まずいないといってよいでしょう。唯一、3食とも玄米食を1日3回、2杯以上で、野菜食中心の人（いわゆる玄米菜食の人）では、食物繊維摂取量が1日20g以上になるケースもありました。しかし、前述したように、腸の機能が衰えている人がこの玄米菜食をストイックに行なうと、玄米が未消化になりやすいため便秘が悪化し、逆に腸に負担をかけてしまうのです。

また①のaや②のaがさらに進むと、肥満、メタボリックシンドロームなどで腸にストレスがかかるだけでなく、大腸がんの危険因子増加にもつながってきます。

2012年に公表されたデータによると、長期にわたるダイエット法でリバウンドが少なく効果的であったのは、地中海型食生活でした。

食物繊維が豊富（ファイバーリッチ）でオリーブオイルを利用する地中海型食生活は有効です。ファイバーリッチ、オリーブオイルリッチに加えて、魚介類の良質なたんぱく質（グルタミン含有量が豊富）をたっぷり摂るので、腸への負担が減っていくのです。

体型・症状タイプ別にみる大腸にやさしい食事の組み合わせ

肥満型の人の食事の組み合わせ

このタイプは当然のことながら、エネルギー摂取量を減少させる必要があります。

前述したように、朝食は、ライ麦パンあるいは大麦入りご飯、スープまたは味噌汁、野菜サラダまたは漬物のパターンがおすすめです。スープや味噌汁は、できれば野菜などの具沢山にしてください。

昼食は、そばかおにぎり1個、野菜サラダに玄米フレークをトッピングしてEXV・オリーブオイルをドレッシングとして使用。デザートはりんご1個を丸ごと食べるとよいでしょう。

夕食は、なるべく自宅で。主食は大麦入りご飯1杯、野菜リッチのデトックススープまたは味噌汁、漬物。おかずは1日おきに肉か魚を交互に摂るとよいでしょう。キャベツにEXV・オリーブオイルをかけたもの、および食物繊維の多い食材のおかず1品を加えれば、ファイバーリッチかつ低カロリーのメニューになります（以上、A案）。

A案のメニュー例

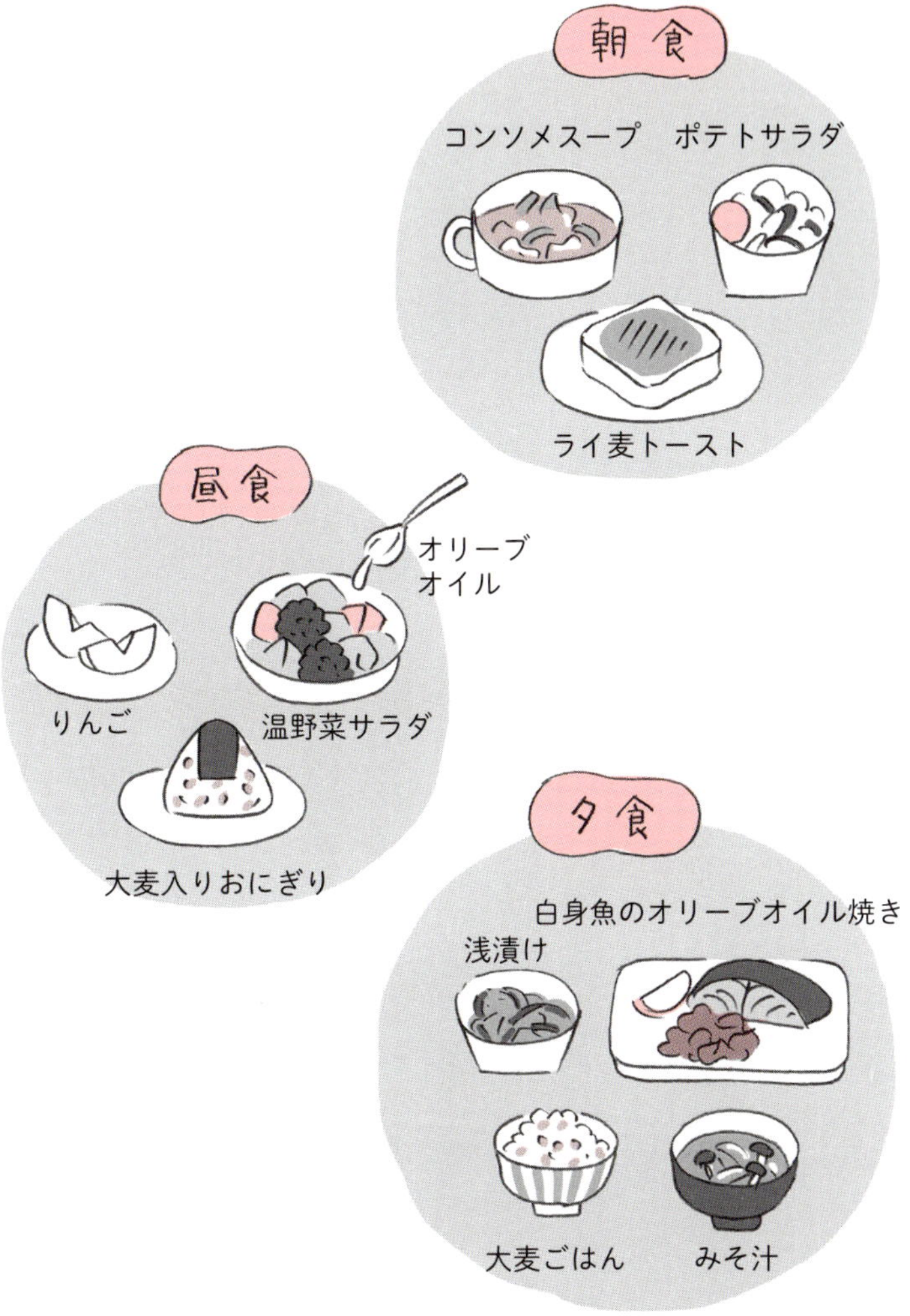
朝食
コンソメスープ
ポテトサラダ
ライ麦トースト
昼食
オリーブ
オイル
りんご
温野菜サラダ
大麦入りおにぎり
夕食
白身魚のオリーブオイル焼き
浅漬け
大麦ごはん
みそ汁

①−a）肥満便秘型

このタイプは高齢になると腸の弾力性の低下をともなってくるので、食事摂取量を減量するとますます便秘になってしまいます。

A案のメニューに加えて、朝食か夕食時に、納豆にたれとともにEXV・オリーブオイルを大さじ1杯入れてからかき混ぜて食べるとよいでしょう。間食として、ペパーミント、オリゴ糖、粉寒天を入れたデトックスティーや、オリーブココアを1日2~3杯摂ると、さらにお通じがよくなります（ただしオリーブオイルは油なので、比較的多く摂る場合には

肥満便秘型の人のメニュー例

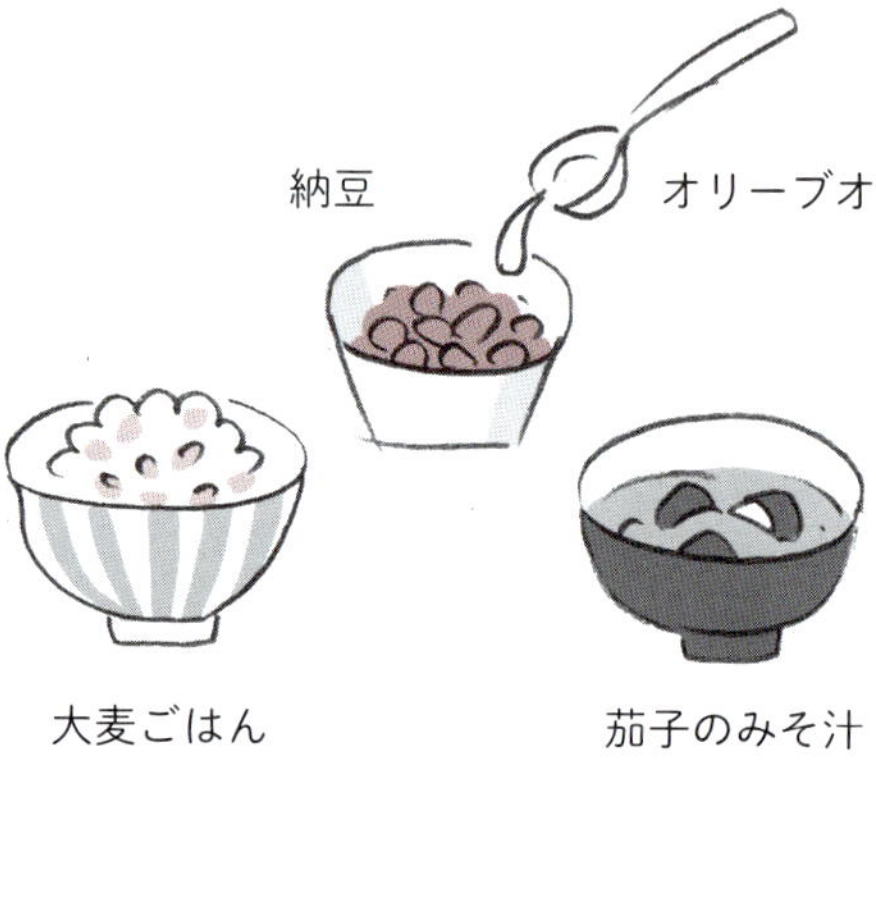

納豆
オリーブオイル
大麦ごはん
茄子のみそ汁

他の食材を控えて、1日の摂取カロリーに注意しましょう）。

①－b）肥満下痢型

このタイプにはアルコールを多く飲む人が多いので、まずアルコール摂取量を減少させることです。アルコールには、小腸を刺激する作用があります。腸管内に高浸透圧物質であるアルコールが入ると、腸管での水分の吸収が阻害され、内容物の方に水分が増えてしまうことから、下痢が起こりやすくなります。さらにビールやウイスキーの水割りなどの場合は、冷たい水を多量に摂ることとなるため「酒飲みにまず便秘の人はいない」と思って間違いないのです。どうしても飲みたい場合は、焼酎のお湯割りなどに代えるだけでも、症状はずいぶんよくなります。また、食物繊維摂取量を増加させるようにしましょう。

標準型の人の食事の組み合わせ

②ーa）標準便秘型

このタイプの人は、A案のメニューに、水溶性食物繊維、オリゴ糖を加えれば、より有効です。

具体的には、水溶性食物繊維が多く含まれる果物（たとえば、キウイフルーツなど）や、オリゴ糖が入ったデトックスティーを積極的に摂ることです。エネルギー摂取量を気にしなくてよい人であれば、朝食時にライ麦パンに大さじ1杯のEXV・オリーブオイルをつけて食べ、夕食時に納豆にたれとともに大さじ1杯のEXV・オリーブオイルを入れたもの

標準便秘型の人のメニュー例

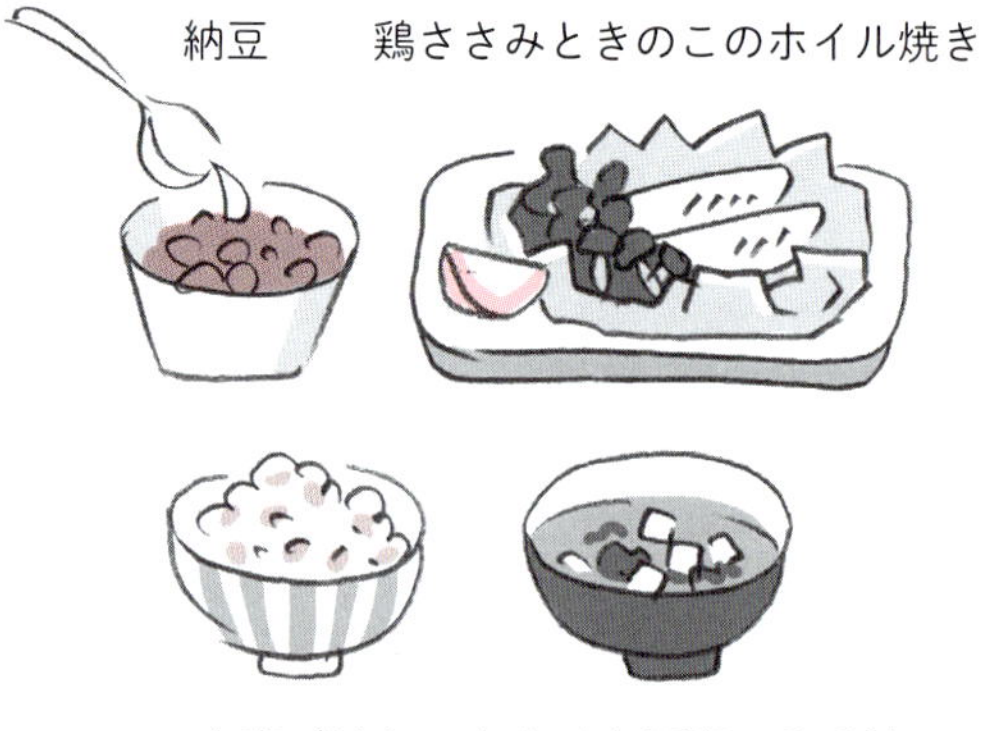

納豆
鶏ささみときのこのホイル焼き
大麦ごはん
わかめと豆腐のみそ汁

を摂ると、さらに効果的です。

②－b）標準下痢型

このタイプの人も多くはアルコール摂取過多です。まずはアルコール量を減少させることです。①－aと同様に、ビールから焼酎のお湯割りに代える、食物繊維摂取量を増やす、などを心がけてください。さらに、前述のとおり、すぐき漬などに含まれるラブレ菌は下痢にも効果があると考えられます。

やせ型の人の食事の組み合わせ

③－a）やせ便秘型

このタイプが一番の問題です。

やせ型の人は、食事を抜く、炭水化物を抜くなどの、偏った食事をしている人が多いものです。またたんぱく質も不足がちのことが多いので、筋肉が落ちてやせ型になっています。このようなタイプは若い女性に多く、多くは冷え性にも悩まされています。

ではこのタイプの人はどうすべきでしょうか。

まずはしっかり1日3回の食事を摂り、意識して食物繊維が多いものを食べるようにします。その際、不溶性食物繊維の多い食材（たとえば玄米など）を選択すると便秘が悪化しますので、できれば3食とも大麦入りご飯が理想です。

さらには、筋肉をつけるため、豆腐、納豆、魚などの良質なたんぱく質を積極的に摂るべきです。

そして冷え性に対しては、オリーブオイルを入れた「オリーブココア」をおす

やせ便秘型の人のメニュー例

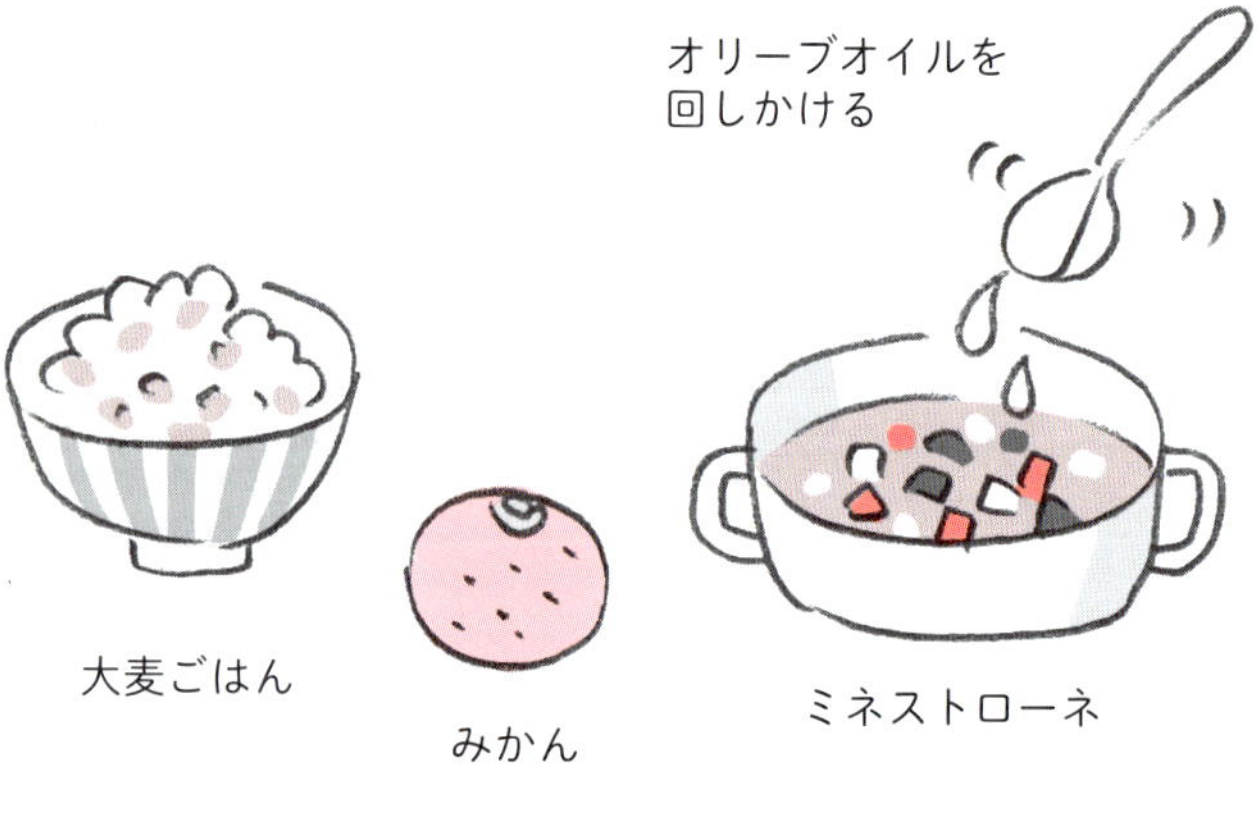
オリーブオイルを
回しかける
大麦ごはん
みかん
ミネストローネ

すめします。ＥＸＶ・オリーブオイルの保温力、ココアの食物繊維、オリゴ糖のビフィズス菌を増加させる効果などの相乗作用で、お腹を温めて、さらには排便力も高めてくれます。

また、ミネストローネなどの温かいスープにＥＸＶ・オリーブオイルをまわしがけしたものを摂るのもいいでしょう。

このタイプの人は、あまり摂取カロリーを気にせず、腸によい食物繊維、ＥＸＶ・オリーブオイル、オリゴ糖を積極的に摂り、排便力を高めてお腹をスッキリさせると快適にすごせます。

③－b）やせ下痢型

若い男性に多いタイプです。通勤・通学時など電車に乗っている最中にお腹が痛くなったり、トイレに行きたくなったりしてしまうことが多いようです。このような人は、まず朝少し早く起きて、朝食を摂らずにいつもより早く仕事場や学校に行き、着いてから朝食を摂ってトイレに行けばよいのです。それでも症状が改善しなければ、受診して、大腸内視鏡検査などで異常がない場合には過敏性腸症候群下痢型と診断され、処方薬のイリボー®を内服するなどの方法があります。

第5章

腸を温めてよくする方法

腸の不調は〝冷え〟から起こる

冷えとは何か

ここでいう「冷え」とは、どのような状態をいうのでしょうか。

冷えとは、そもそも東洋医学の概念です。同じ病態であっても、西洋医学には冷えという概念は存在しません。「冷えを治す」という考え方がないのです。

漢方医学の教科書によれば、冷えとは、

「体の特定部位のみを特に冷たく感じ、耐えがたい場合」

「外界からの寒冷刺激による急激な温度変化により、冷えが症状として発現すること」

とされています。

東京女子医科大学附属青山自然医療研究所クリニック（平成26年閉鎖）の班目《まだらめ》

健夫医師らは、体温の測定による冷えの定義を提唱し、「本人の自覚症状とは無関係に、頭部、あるいは顔面を除く身体表面温度が腋窩《えきか》温《おん》（脇の下の温度）以下に低下した状態」としています。これにしたがえば、脇の下の温度と冷えを感じる身体表面の温度に差があるほど冷えが進んでいるということができます。

脇の下は体温計で測定するときによく使われる部位ですが、それは脇の下が深部体温（体の内部の温度＝内臓の温度）を反映しているという理由からです。個人差はあるものの、日本人の平均は36・5～36・7℃ぐらいとされています。

班目医師らによると、冷えを訴える人の場合、脇の下の温度は正常にもかかわらず、体の表面温度は最低で25℃（手の指の指紋の部位）、衣類で覆われている腹部やおしりでも28℃まで下がっている人がいるそうです。脇の下の温度と比較すると、これはものすごい温度差です。

では、西洋医学の文脈では、冷えはどのように扱われてきたのでしょうか。

「一種の循環不全であり、血液の不足、または代謝の低下によって起こる熱産生不足である」

というふうに言い換えることができます。

つまり、血行不良によって起きる症状が冷えです。

血行不良になると、栄養も酸素も細胞に届きづらくなるために細胞の活性度が低下傾向になり、熱産生率も下がりやすくなって、結果として体温低下を招きます。

その結果、体内のさまざまな酵素の反応が鈍くなり、体の免疫反応や代謝が落ちると考えられています。このように、西洋医学から見ても、冷え、すなわち血行不良は、体に少なからぬダメージを与えるとみなされているのです。

冷えは体の防御反応

西洋医学には「冷えは重要な内臓器を守るための防御反応の一つ」という説もあります。

たとえば、冷気にあたって冷たいという感覚を得ることは、体の防御機能が正常に働いている証拠ともいえるのです。

つまり、寒冷刺激を受けると手や足などの末梢部の動脈が収縮し、その結果、冷たい感覚、すなわち冷えが生じます。これによって人体は熱の放出を防ぎ、さらに血液を胸や腹などの体幹部に集めることで、深部体温が低下することを防ごうとしているのです。

実は、さまざまな生命活動に必要な種々の酵素が最も活発に働く体内環境は37・2℃といわれており、この温度が安定するように深部体温を維持することは生命活動にとって極めて重要です。

深部体温の維持には皮膚が重要な働きをしています。

皮膚が冷たい、温かいという感覚は、皮下に存在する「冷・温受容器」というレセプターで捉えるのです。冷たさを感じる冷受容器は17〜36℃の刺激に反応し、温かさを感じる温受容器は36〜47℃の刺激に反応します。それぞれの受容器が反応するピークの温度は、冷受容器が30℃、温受容器が43℃だそうです。

外気温が低下しているときは、冷受容器が刺激を受けて末梢血管の冷却が起こり、これが脳の視床下部の体温調節中枢に伝わって体温調節中枢が働き、熱の放出を防ぐことになります。さらに体内では冷えに対抗しようとして、熱の産生を促進するようになるのです。一方、外気温が上昇しているときは逆の反応が起こることになります。

このように「防御反応」という見地に立てば、冷えは正常な生体の反応といえます。しかし問題は、その状態が続くことにあります。

気温差10℃の法則

近年、地球温暖化の影響から、日本では真夏に35℃を超える日が珍しくなくなりました。９月中旬になっても30℃を超える日が続けば、夏バテ（もしかしたら秋バテ）、腸の不調、免疫力の低下などを起こしやすいということが十分考えられます。

その最大の要因は、冷房による冷えの影響です。

みなさんは、夏のエアコンの温度設定は何度くらいにしていますか？　25℃く

気温差10℃の法則

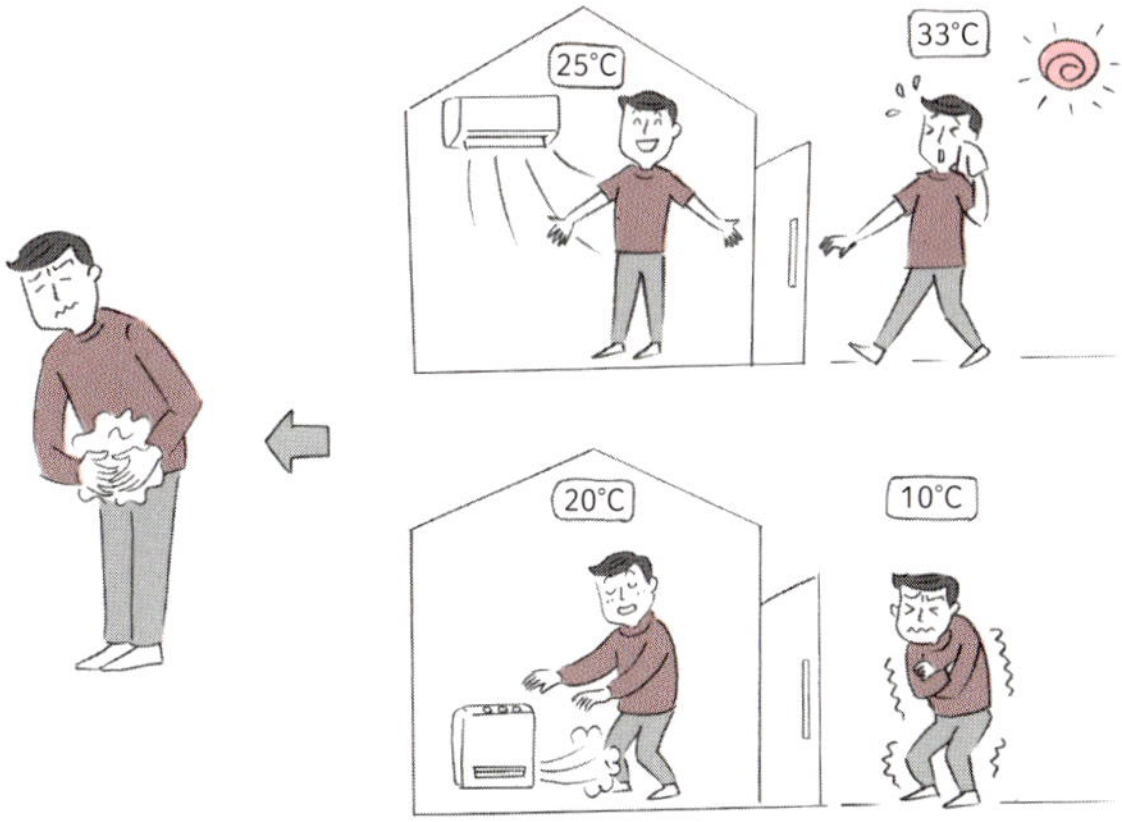

らいの設定が多いのではないでしょうか。真冬の場合も同様に、室温を25℃前後に設定する人が多いようです。

実は、外気と室温の差が10℃以上になると、この温度差で腸を冷やしてしまうのです。真夏だと、汗が一気に引くほどの涼しさは体温や腸を急冷させてしまいますし、真冬でも、比較的薄着で暖かい部屋から外に出てきたときなどに同じような現象が起きます。私はこれを「気温差10℃の法則」と名付けました。

また1日の朝晩の気温差、あるいは前日との気温差が10℃以上になる日も同じような現象が起きます。気温差が激しくなればなるほど、内臓まで冷えて、便秘や停滞腸といった腸の不調に陥ってしまうのです。

実際に私のクリニックでも、前日との気温差が10℃を超すと、その日は便秘の患者さんが増加するのです。腸を冷やすと便秘や下痢になるだけではありません。お腹の張り（腹部膨満感）、肩こり、頭痛、体臭、肌荒れなど、全身の不調を引き起こします。

また、近年のように、真夏日が続き、ほとんど秋を感じないまま冬に突入するような天候も要注意です。暑さで弱った体に追い打ちをかける寒さがやってきて、腸に大きなダメージを与えるのです。これは「秋なし症候群」といってよいかもしれません。

お腹の冷えは「内臓感覚」

とにかく現代人は、冷えが原因で何らかの障害が生じている人が実に多いことに驚かされます。さまざまな冷え対策グッズがよく売れていることから見ても、冷えを自覚する人がここ数年で急増していると推測されます。

腸を専門とする私の立場から、問題として特に強調したいのは、「お腹の冷え」です。

みなさんも、お腹が急に痛くなって下痢したときに、お腹が冷えているように感じたり、また、そんなときお腹に手をあてると、お腹の中が温まって楽になった経験があるはずです。

冬になるとお腹の周りはどうしても冷えてきます。そのほか、冷たいものを摂り過ぎてもお腹が冷えますが、これはまず内臓で知覚され、次に脳によってお腹の冷感として認識されます。

こうした体内の臓器（腹部、胸部、筋肉、骨格など）から生じる感覚を、「内臓感覚」と呼びます。

意識にのぼる内臓感覚としては、内臓痛、灼熱感《しゃくねつかん》、口渇感《こうかつかん》、嘔気《おうき》、尿意、便意、性感覚（性欲）などがあります。

便秘の人に多い腹部膨満感（お腹が張って重苦しい感じ）も内臓感覚といえま

す。

日常生活の中では内臓の感覚などあまり意識しないものですが、知覚しづらいレベルではあっても実際に心臓や肺、胃や腸などの臓器には感覚があって、何らかのサインを出しているのです。

話が少し横道にそれますが、英語でよく使われる表現に〝got a feeling〟があります。これは、日本語では「腹の底から来る感じ」といった意味です。私が大好きなビートルズにも、〝I've got a feeling〟～という歌詞で始まる、その名も《I've Got A Feeling》という曲があります。「内臓感覚」を表す言葉だといってよいと思います。

こうした内臓感覚のうち、最も気をつけたいのが「お腹の冷え」なのです。

冷えるとなぜ腸の異常が起こるのか

私はこれまでに4万件以上の大腸内視鏡検査を行ってきましたが、その経験から、患者さんの「お腹の冷え」について実感したことがあります。

通常の大腸内視鏡検査では、前処置として患者さんにポリエチレングリコール等の腸管洗浄液を約１５００㎖から２０００㎖飲んでもらい、腸の中の便を全部排出させます。この洗浄液を服用すると、便は繰り返し排出されるようになります。

５〜６回程度排便をして、排液の黄色い色が薄くなった状態になると大腸内視鏡検査を挿入する準備が整います。

しかしこの洗浄液は、ある程度冷やして飲まないと飲みづらいのが難点です。夏であればよいのですが、冬だと服用し終わった後に寒気を感じて、毛布を希望する患者さんもいるほどです。それくらい全身、特にお腹が冷えてしまうのです。お腹、特に腸の冷えた状態では、「スパスム」（腸が収縮した状態を指す専門用語）が起こっており、大腸内視鏡を肛門から盲腸に向けて挿入する時に、挿入しづらくなります。

大学病院でも、先ほど述べたような腸管洗浄液を服用させて大腸内視鏡検査を行なうのがふつうです。これは、おそらく日本全国の他の病院でも同様ではないかと思います。つまり、お腹（大腸）が冷えたまま検査を行っているのです。私も他の施設で大腸内視鏡検査を行なった際に、同様の状況下では、スパスムを起こしている人を多く認めました。腸が冷えるとどのような状態になるかをあらためて実感したのです。

腸を温めるには最適なＥＸＶ・オリーブオイル

広く均一に拡張する油膜

ところで、お腹を簡単にしかも早く温める方法として、まず考えられるのがお湯（白湯）を飲むことではないでしょうか。寒い日に外から帰ってきたときに温かいお湯を飲むと、体がポカポカしてくることは多くの人が経験しているでしょう。

ただ、これだけだと効果は一時的なものになってしまい、なかなか排便促進につながらない場合もあるでしょう。そこで、お湯にＥＸＶ・オリーブオイルを加えてみるのです。

ＥＸＶ・オリーブオイルも、そのまま摂るだけでは体温は上昇しません。熱いお湯と一緒に摂ったときに初めて、その保温効果を発揮するのです。

ＥＸＶ・オリーブオイルは、他の食品と一緒になるとおいしく摂れるのですが、ＥＸＶ・オリーブオイルだけだとおいしくないと感じる人が多いでしょう。それでは、どうすればよいかというと、話は簡単で、ＥＸＶ・オリーブオイルをお湯に入れる、つまりＥＸＶ・オリーブオイル湯を飲むとよいのです。

これだと、ＥＸＶ・オリーブオイルの味になじんでいない人でも無理なく摂れます。お湯とＥＸＶ・オリーブオイルの相乗効果で、体が温まると同時に排便促進効果も期待できます。

実際に試していただけるとわかりますが、ＥＸＶ・オリーブオイル湯の場合は、お湯だけを飲んだときよりもお腹が温かい感覚が持続するように感じられるはずです。（ココアとオリゴ糖を入れるとさらに飲みやすくなります）。

以前、日清オイリオグループ株式会社（以下、日清オイリオ）の食品事業本部・商品戦略部兼中央研究所主席で、知人でもある鈴木俊久氏（オリーブオイルテイスターとして有名）に相談し、研究所で実験をしていただいたことがあります。

結果は驚くべきものでした。３００㎖のビーカーに80℃の白湯（１８０㎖）を入れた群と、同量の80℃の白湯に小さじ一杯（約５㎖）のＥＸＶ・オリーブオイルを入れた群を比較した場合、50分後の温度に７・４℃もの差をつけてＥＸＶ・オリーブオイルを入れたほうが温かかったのです（表ｰ11）。

これは、ＥＸＶ・オリーブオイルの保温効果によるものと考えられます。保温力はサラダ油にも存在しますが、データが示すように、ＥＸＶ・オリーブオイルのほうが高い保温力を持つのです。

そして、このＥＸＶ・オリーブオイルの保温効果は、オイルが油膜となって均

表－11　ＥＸＶ・オリーブオイルの保温効果

（単位℃）

	白湯		白湯＋EXV・オリーブオイル		白湯＋サラダ油	
	湯温	低下温度	湯温	低下温度	湯温	低下温度
スタート	80.0	0.0	80.0	0.0	80.0	0.0
5分後	68.7	11.3	72.7	7.3	71.4	8.6
10分後	62.2	17.8	67.8	12.2	65.3	8.6
15分後	56.6	23.4	63.9	16.1	61.4	14.7
20分後	52.5	27.5	60.7	19.3	56.1	23.9
25分後	49.3	30.7	57.3	22.7	52.8	27.2
30分後	46.5	33.5	54.0	26.0	49.6	30.4
35分後	44.7	35.3	51.8	28.2	47.7	32.3
40分後	42.4	37.6	49.6	30.4	45.7	34.3
45分後	40.1	39.9	47.4	32.6	43.6	36.4
50分後	38.9	41.1	46.3	33.7	42.2	37.8

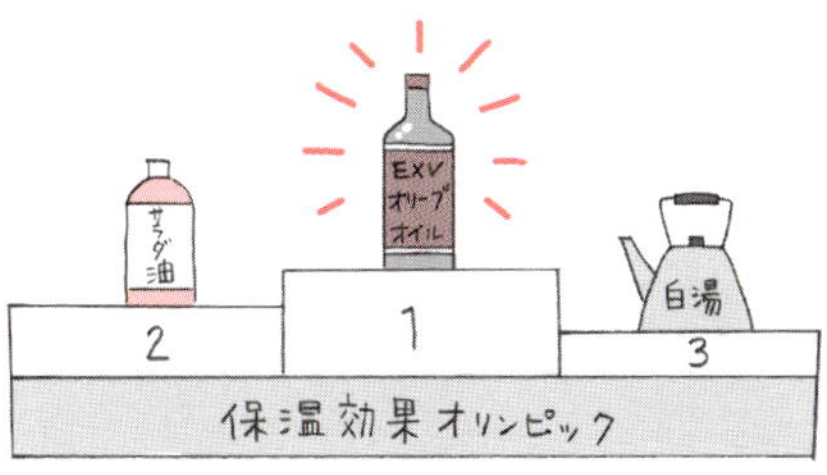

表ー12　油膜の広がり方の測定結果

（単位℃）

	滴下量（g）	油膜直径（cm）（30秒後）	油膜直径（cm）（10分後）
EXV・オリーブオイル	0.26	平均5.2	平均6.8
ブレンドオリーブオイル	0.27	平均1.7	平均1.9
精製オリーブオイル	0.29	平均1.5	平均1.6
キャノーラ油	0.28	平均1.5	平均1.7

一な厚さで保たれると考えられるのです。

これまで誰も指摘していない結果だったので、私と日清オイリオの連名で、特許申請をすることになりました。その後、私もさまざまな油膜の保温効果について調べていますが、現在までこれに言及した文献にはお目にかかっていません。

また、特許申請する前に日清オイリオの研究所で油膜の広がり方の測定実験もしてもらいました。数字が示すように、油膜の広がり方の差は歴然としています（表ー12）。EXV・オリーブオイルのみが油膜が薄く拡張し、ブレンドオリーブオイル、精製オリーブオイル、キャノーラ油は、ほとんど拡張しなかったのです。

この性質が保温に大きく関与していることは間

保湿効果の高い食事

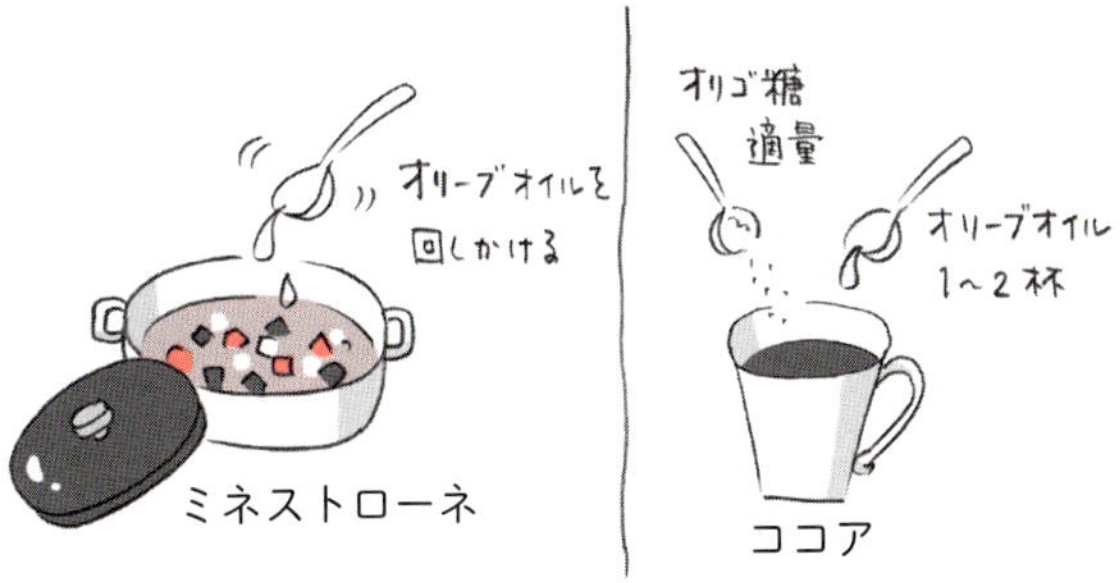
オリーブオイルを
回しかける
ミネストローネ
オリゴ糖
適量
オリーブオイル
1〜2杯
ココア

違いなく、これが新発見となる部分でした。EXV・オリーブオイルが持つ特別な効果といえるのです。では、保温効果をEXV・オリーブオイルで得るためには、どうすればよいのでしょうか。

それはあたたかい飲み物やスープといっしょに摂ればよいのです。まずもっとも簡単なのは、ココアにEXV・オリーブオイルを入れることです。300㎖のお湯にココア、ティースプーン1〜2杯、EXV・オリーブオイル、ティースプーン1〜2杯、オリゴ糖適量を入れて摂るとおいしく飲めます。また、ミネストローネスープ等のあたたかいスープにEXV・オリーブオイルを最後にまわしがけすると、これもスープがさらにおいしくなり、保温効果を得ることができます。

イギリスでの温め料理

温め効果があるものとして、カレーのスパイスがあります。特にシナモン、ジンジャーは温め効果が強いのです。

ところで、イギリスのやや冬が寒い地域でくらしていたビートルズのメンバーも、若い頃に食べていたものを調べると、保温効果のあるものを摂っていたのです。ビートルズのメンバーであるジョン・レノンは、１９６２年シンシアと結婚します。シンシアの記録によれば、結婚当初の彼女のレパートリーは、ジョンとシンシアが大好きだったベスタ・ビーフカレーという水を加えるだけのインスタント食品（おそらくその中にはシナモンやジンジャー等のスパイスが入っていたでしょう）と、そのあとにピーナッツバターをぬってスライスしたバナナをトッピングしたサンドイッチを食べるということが載っていました。ビートルズとしてのデビュー前でしたから、意外とシンプルな料理ですが、体をあたたかくして、腸を健康にするメニューといってもよいかもしれませんね。このメニューは、現在の日本人でも簡単につくれて、好みの内容かもしれません。

著者略歴

松生　恒夫（まついけ・つねお）

1955年、東京生まれ。医学博士
80年、東京慈恵会医科大学卒業。85年、同大学第三病院内科助手となる。松島病院大腸肛門病センター診療部長を経て、2004年1月、東京都立川市に松生クリニックを開業。大腸内視鏡検査や炎症性腸疾患の診断と治療、地中海式食生活の指導、消化器疾患の漢方療法などを得意とする。日本内科学会認定医、日本消化器病学会認定専門医。著書に『日本一の長寿県と世界一の長寿村の腸にいい食事』（PHP新書）、『寿命の9割は腸で決まる』（幻冬舎新書）、『オリーブオイルで老いない体をつくる』（平凡社新書）他多数。

装丁　クリエイティブ・コンセプト
編集協力　アーバンサンタクリエイティブ／榎本和子／大工明海
本文イラスト　㈱イオック／木下淑子
本文デザイン・ＤＴＰ　㈱キャップス

腸がきれいになる元気食
－100歳になっても美味しく食べたい！　8つの食材が決め手－

平成31年 1 月21日　第1刷発行

著　者　松生恒夫
発行者　東島俊一
発行所　株式会社 法 研
〒104-8104　東京都中央区銀座 1-10-1
販売　03(3562)7671／編集　03(3562)7674
http://www.sociohealth.co.jp
印刷・製本　研友社印刷株式会社

0102

ISBN978-4-86513-549-7　定価はカバーに表示してあります。